「消えたい」「もう終わりにしたい」あなたへ

精神科医・医学博士 水島広子
イラスト・細川貂々

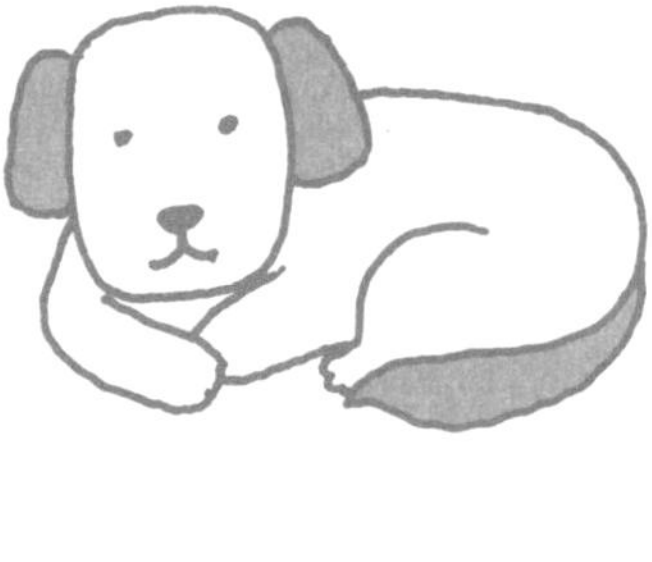

紀伊國屋書店

「消えたい」「もう終わりにしたい」あなたへ

はじめに

生きることがつらくて、
たとえばスマホで
死に方を検索しているような方へ

世の中には、「死にたい」というほど積極的でなくても、自分の人生を「もう終わりにしたい」と思いながら日々を過ごしている方は案外多くいらっしゃるのではないでしょうか。

精神科医として今までいろいろな方のお話を聞いてきて、「消えてしまいたい」「もう終わりにしたい」「すべて投げ出してしまいたい」「生まれてこなければよかった」という消極的な思いと、積極的な「死にたい」とは性質がちがうのではないかと思ってきました。

「死ぬ」というのは、その行為の原因や理由が何であれ、積極的な行動です。日々診療をしていると、あるいは、20代の我が子たちから友達の話を聞いていると、「死にたい」と思っている人の数は、現在の日本でかなり多いように感じます。でも、積極的に死にたいと思っている人はむしろ稀《まれ》ではないかと思うのです。本当に死んでしまう人は、厳しい借金の取り立てに苦しんでいるなど、心の問題だけではない特別な事情をもっているケースが多いように思います。

しかし、今の時代に生きる人たちが口にする「死にたい」は、そういう類《たぐい》のものではなく、漠然とした「消えてしまいたい」「もう終わりにしたい」のほうが圧倒的に多いと思うのです。

私のクリニックを訪れる患者さんの多くが、「死にたい気持ち」をもっています。その気持ちが具体的にどのようなものであるのか、なぜ死にたいと思ってしまうのかについては、治療の中でよく話し合うようにしています。

患者さんが**本当に望んでいるのは、「死ぬ」ことではなく、「こんなに生きづらい人生からおりたい」「苦しい努力はもうやめたい」ということ**のように思えるのです。死んだらどうなるか、知っている人は誰もいません。でも、少なくとも「この人生をやめられる」ことはわかりますから、「死にたい」という表現になるのではないでしょうか。

以前、治療者向けに私が行っているワークショップに参加したカウンセラーの方が、「患者さんに、死にたいと言わないように約束させている」と言っているのを聞いて、ぎょっとしたことがあります。それは患者さんの逃げ道をふさぐことになり、逆効果なのでやめるように、説いて聞かせました。実際には患者さんは「消えてしまいたい」「こんなにつらい人生を終わりにしたい」と思っているのです。そして、自分ではどうすることもできないその気持ちを何とかしてほしいから、カウンセリングの場に現れるのでしょう。

「死にたい」と思って、それを信頼できる人に伝えることと、実際に死ぬことはまったく別のことです。私の患者さんのほとんどが「死にたい」と言っていますが、これまでに本当に亡くなった方はいません。それは、患者さんが医師に「死にたい」と安心して口にすることができ、「死にたい」という気持ちを否定されずに理解してもらえて、その気持ちが少しでも楽になって自信をもてるように、一緒に工夫しているからだと思います。

この小さな本には、これまで「死にたい」「消えてしまいたい」と思いながら日々を送る数多くの方に出会ってきた精神科医として、「これだけはお伝えしたい」と思っていることを書きました。できるだけわかりやすく書くよう心がけたつもりですが、中には納得できないと思うこともあるかもしれません。すぐには腑《ふ》に落ちなかったとしても、心のどこかに留めておいていただけると、いずれ役に立つときがくるかもしれません。生きづらさを和《やわ》らげるためのヒントを、たった一つでも見つけていただければ幸いです。

なお、「死にたい気持ち」をもつ人のことを知りたい方のために、解説的な内容をコラムにしています。いま現在死にたい気持ちをおもちの方は、興味がなければコラムを飛ばしてお読みいただければと思います。

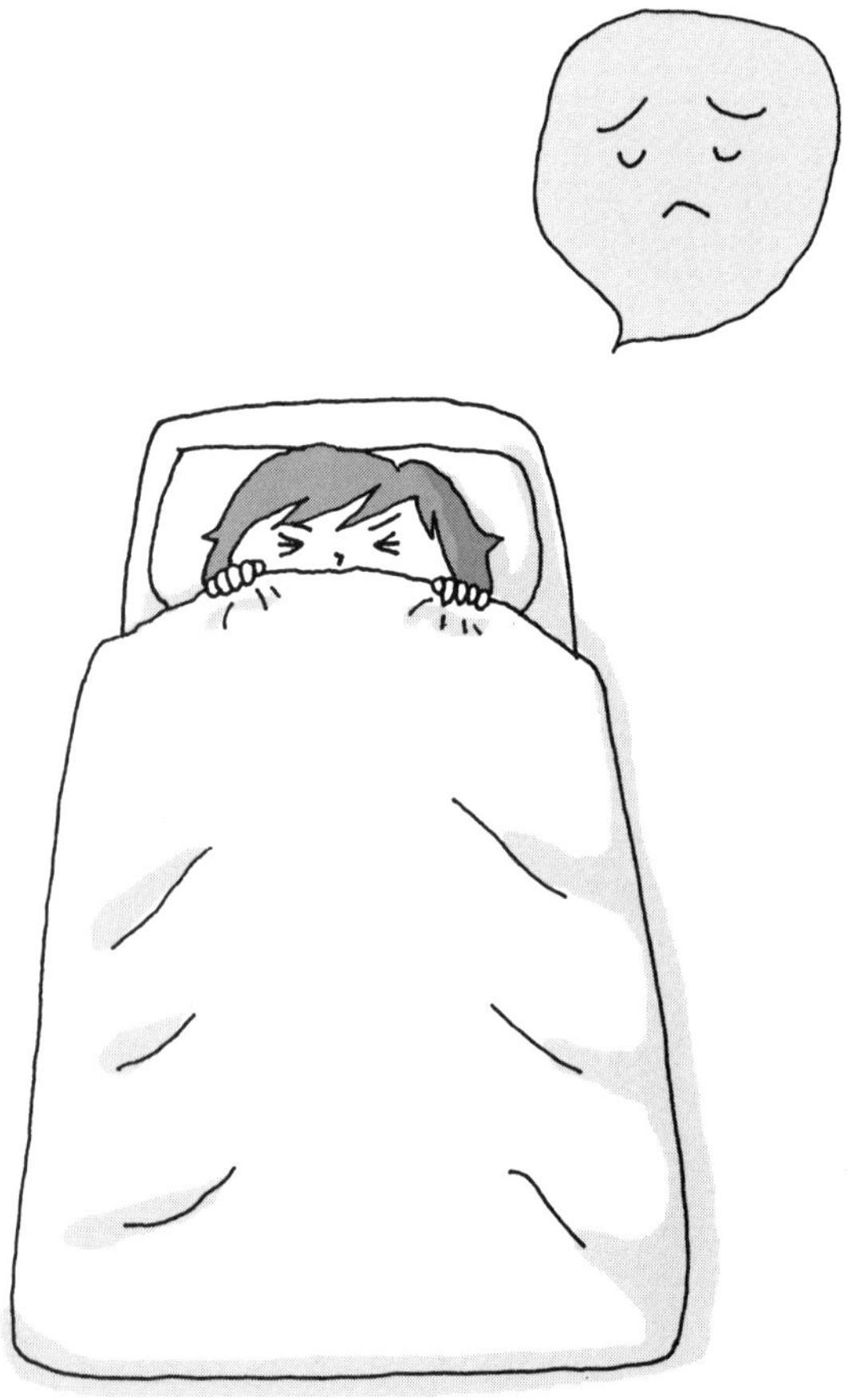

「消えたい」「もう終わりにしたい」あなたへ　目次

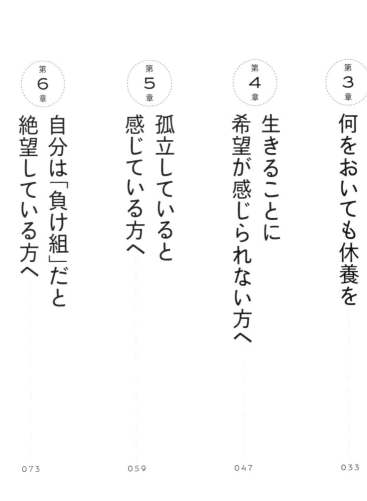

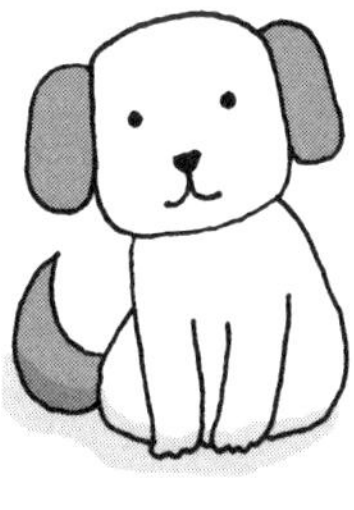

装丁
木庭貴信＋角倉織音
（オクターヴ）

第1章

「消えてしまいたい」「もう終わりにしたい」という気持ち

「はじめに」でも書いたように、「消えてしまいたい」「もう終わりにしたい」という気持ちは、積極的な「死にたい」という気持ちとは異なります。もっとずうっと消極的な気持ちなのです。できれば、自分がいなくなったことにすら気づかれたくない。そんなふうに思う人も多いです。

人はなぜ「消えてしまいたい」「もう終わりにしたい」と思うのでしょうか。それは、**今の自分のままでは生きていくのがあまりにもつらいから**です。

生きるつらさは、「**自己肯定感**」と密接にかかわっています。「自己肯定感」は、「自尊感情」などとも呼ばれますが、「**自分に対して無条件の肯定的な関心をもち、ありのままの自分を受け入れる気持ち**」です。反対語は何かと考えてみると、

「自己否定」かな、と思います。

「私はなんてダメな人間なんだろう」「きっとみんなは自分を嫌っている」「私は人に迷惑をかけてばかり」「生きていてもつらいことばかり。いいことなんてない」と思いながら生きていくのは、とてもつらいことです。生きることになんの意味も見いだせない、という気持ちになる人がいても驚きません。これは、うつ病でなくても同じです。うつ病の症状にはたしかに「死にたい気持ち」がありますが、うつ病と診断できない人でも、何らかのうつ状態にあって「もう終わりにしてしまいたい」と思ってしまうことは少なくないのです。

では、元気に楽しく生きているように見える人たちは自己肯定感が高いのか、というと、必ずしもそうではありません。「モノ」や「カネ」の所有を、自分の価値と勘違いしている人も少なくないからです。そういう人たちの自己肯定感は、どうしても表面的なものになります。「もしも自分からお金がなくなったら」「地

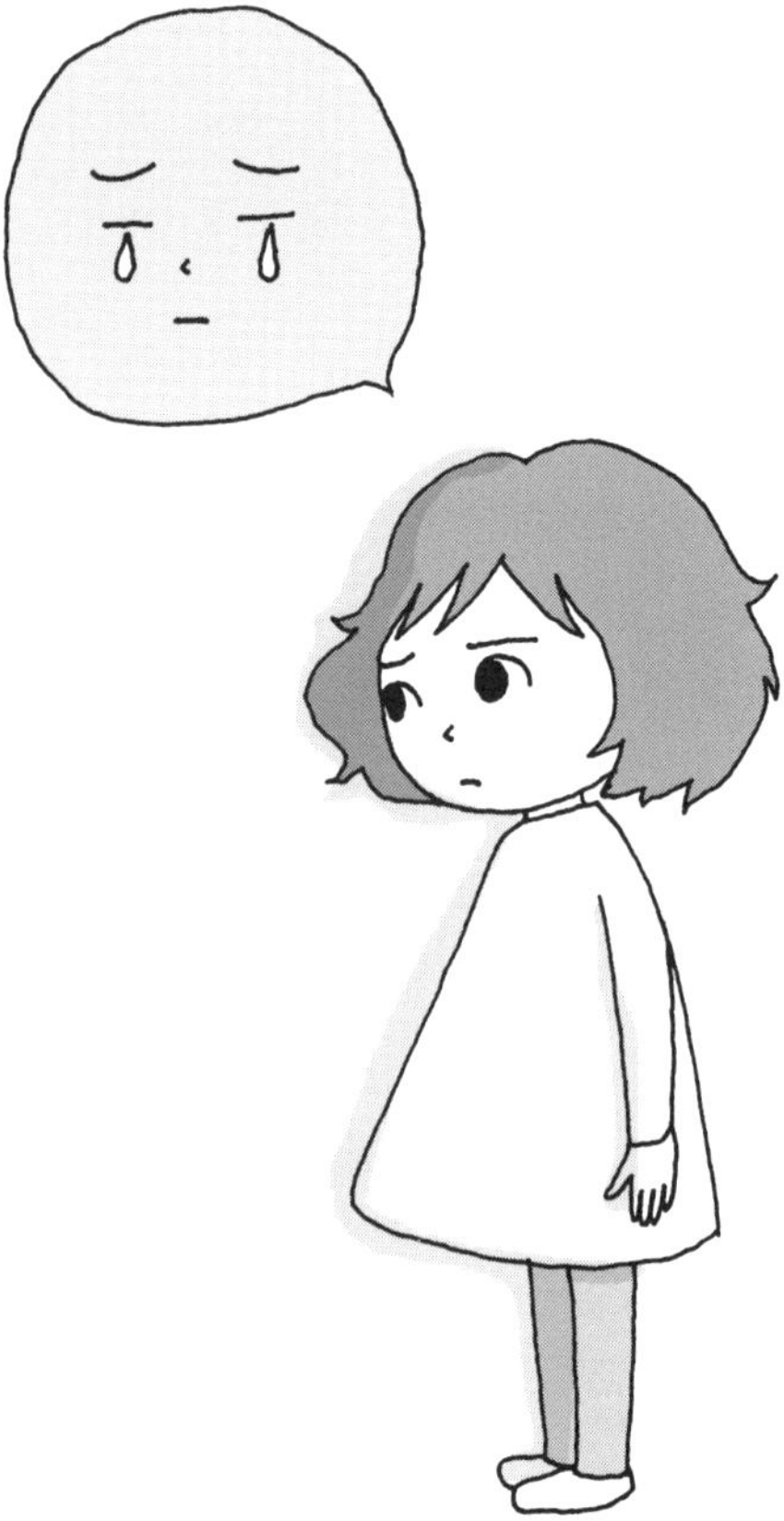

位がなくなったら」「人気がなくなったら」といった、本人もあまり自覚していないかもしれない恐怖がつきまとっているからです。「あんなに恵まれていた人なのに」と周囲の人をびっくりさせる自死や自殺未遂も、稀でないのはそのためです。

本物の**自己肯定感**がある人というのは、「**自分に嘘をつかない誠実さ**」があり、「**人にはそれぞれ事情がある**」ということをしっかりと理解している人だと、私は思っています。これについては第4章で詳しくお話しします。

うつ状態がひどい人の中には、「自分がいなくなったら、家族やまわりの人は一時的には悲しむかもしれないけれども、すぐ立ち直るだろう」と信じている人もいます。

親しい人を自死で失った経験のある人が知ったら、びっくりすると思います。

身近な人を自死で失うことは、長きにわたって自分の人生に大きな影響を与えるものだからです。一生引きずってしまうことさえ多いのです。「どうして気づいてやれなかったのだろう」「メッセージをくみ取ってあげられなかった」などと、自分を責めてしまうからです。

なぜうつ状態の人は「どうせ私の存在なんて大したことはない。いなくなっても、そんなに影響を与えるわけがない」と思うのかというと、それがうつ病という病気だからです。**自分の価値が低いと感じてしまうのは、まさにうつ病の症状**なのです。自分は周囲に迷惑ばかりかけていると思っている人もいます。

そうではないんですよ、と私は治療の場で何度も言っています。それでもなかなか信じてもらえず、「どうせ先生は口先で言っているだけでしょう」というような冷めた反応が返ってくることもあります。しかし実際に大切な人を亡くした方たちに寄り添ってきた立場からは、「口先で言っているだけ」などということはあり得ません。もっと話を聴いてあげればよかった。お子さんを失った方であ

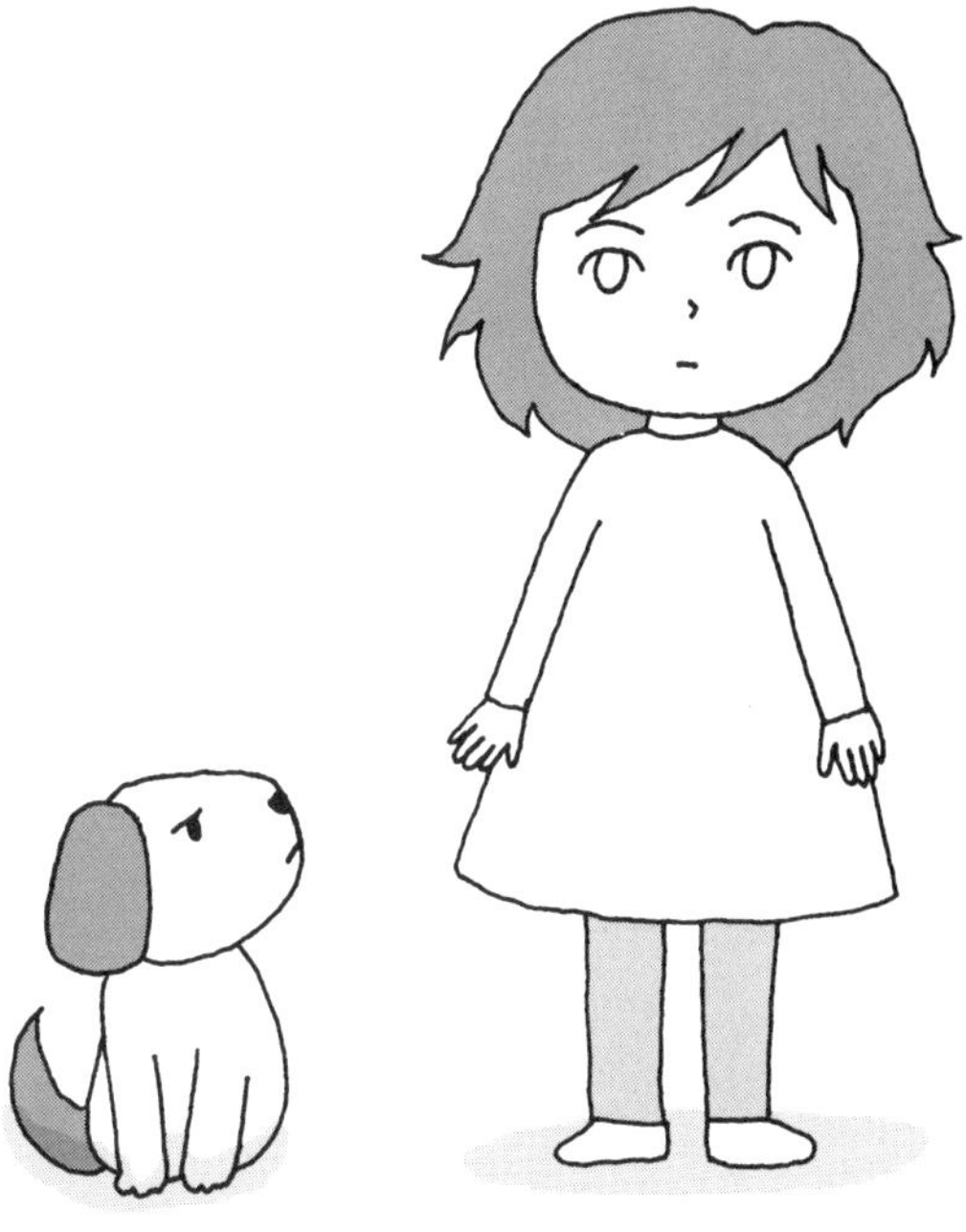

れば、自分たち夫婦のあり方や、親や義父母との関係をもっときちんとしておけばよかった……など、何年にもわたって後悔しつづける方も少なくないのです。

「消えてしまいたい」「もう終わりにしたい」というのは、日々生きづらさを感じ、苦しんでいる人たちがふつうに抱いている思いです。たとえば、いつのまにかうとうとと寝てしまうように、自分の人生も終わってくれたらいいな、と思うのです。それなら自分も苦しくないし、まわりの人たちも、自然に受け入れてくれるはず。そんな気持ちになるのでしょう。

もちろん現実にはそんなことにならないのですが。

第2章

「べき」を手放そう

人はなぜ「もう終わりにしたい」と思ってしまうのでしょうか。
私は、日本社会に広く行き渡っている「**べき**」思考と大いに関係していると思います。「べき」というのは、ありのままの自分を否定して、自分に無理を強いて追い詰める考え方です。

よくある例としては、「疲れたので本当は少しゆっくりしたい。でも、怠けていてはいけないので、ちゃんと働くべき（あるいは、無理してでも勉強すべき）」といったものです。他にも、もともと対人関係にあまり関心がないのに、もしくは社交が苦手なのに、「友達をつくるべき」「人から好かれるべき」「人脈を広げるべき」といった「べき」にとらわれて、自分が本来苦手とすることに無理をして取り組んだ結果、心を病んでしまう人もいます。

そんな無理を続けていたら、疲れ切って、むなしくなって、「もう終わりにしたい」と思ってしまうのも当然でしょう。

ここで気づいていただきたいのは、「もう終わりにしたい」は、**「べきに縛られる生活をもう終わりにしたい」**という意味だということです。ありのままの自分を受け入れて、無理せずおだやかな心で日々を送ることができれば、「もう終わりにしたい」などとは思わないはずです。これはうつ病のときにもいえることです。**うつ病とは、体や心の調子が悪いのに、「べき」ばかりが強調して感じられてしまう病気**だからです。

「べき」は成長の過程で、あるいは社会人になってから刷りこまれる観念です。生まれたときから「べき」に縛られている人など、いないからです。大人から刷りこまれる「べき」、あるいは他人と比較しての「べき」など、「べき」にとらわれる機会は人生のあちこちに転がっています。

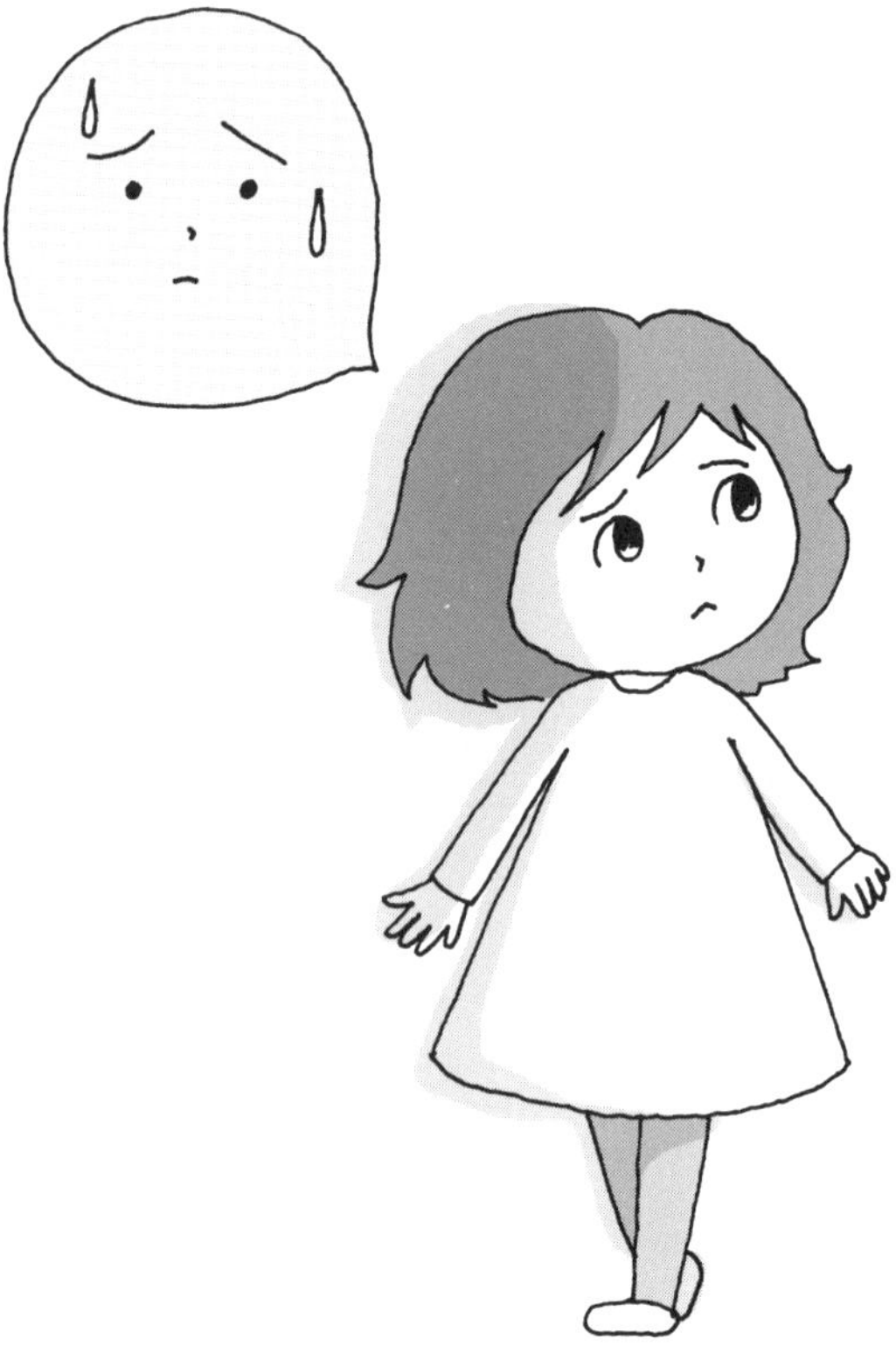

「べき」を手放すには、まず「べき」を意識してみることが必要です。「べき」を感じたときに、「本当にそうなのだろうか？」と考えてみるのです。実はそれは、世間の価値観、身近な人の価値観にすぎないのではないでしょうか。

そもそも、日本の社会全体が、「自分に厳しくすべき」というメッセージを送ってきています。自分を甘やかしてはいけないということです。本当にそうなのでしょうか？　**私たちがもっとも力を発揮できるのは、「現在」に集中しているとき**です。皆さんにも経験があるのではないでしょうか。何かに集中していて、時がたつのも忘れてしまうようなことが。そしてそんなときは「自分はダメだ」などという考えが入りこむ隙《すき》もなく、つまり、意識していなくても、自己肯定感に支えられているのです。

言い換えれば、「自分に甘くしてはいけない」という考えに縛られているということは、現在に集中していない、注意散漫の状態だといえます。ですから、自分自身に不満なこと、できないことがまだまだあるとしても、**「今は、これでいい」**と自分を肯定しながらとりあえず目の前のことに集中し、力を発揮していくほうがよいのです。「今は、これでいい」はマジックフレーズです。「でも……」「私なんて……」という気持ちをいったん脇に置く効果があるからです。

また、「べき」は、「人から侮《あなど》られたくない」という気持ちにも関係しています。「ふーん、そんなこともできないんだ」と他人に思われたくないのです。気持ちはわかりますが、人を侮るような人（そういう人は、幸せではないのです）に縛られて、苦しい思いをしながら、場合によっては自死を選ばなければならないような人生を生きていきたいですか？

それぞれの人が、そのときどきにできる限りのことをしているのです。体調が悪いときでも、体調がゆるす範囲で努力されていると思います。適切な休養をとることも、必要な努力に含まれます。

そんなことも理解しようとせず他人を侮るような人とは、距離を置くのが正解だと思います。張り合う必要などないのです。「ああ、この人は人間というものを理解していないんだな」「こんな考えで生きている人は、結局幸せな人生を送ることはできないだろうな」と思えばよいのです。

「べき」に縛られないようにするというのは、「仕事や勉強をしなくてよい」「努力しなくてよい」ということではありません。ただ、同じことをするのであっても、「やりたい」「まあ、仕方ないな」と思ってやるのであれば、「(やりたくないけれど)やるべき」だからやるのとは、心境がずいぶんちがってきます。

ちなみに、「まあ仕方がない」とすら思えないときは、まず休息して、何でもいいのでやりたいと思えることをやってみてください。なるべく非生産的なことをお勧めします。「まあ、人生悪くない」と思えるようになれば、だんだんやる気もでてくるものです。焦りは禁物です。

ところで、気になるのはよく耳にする「好きなことを仕事にしよう」という考え方です。「好きなこと」など、そう簡単に見つかるものではありません。生活のために仕事をしている（あるいはとりあえず合格した学校に通っている）うちに、自分は何が好きで何に向いているか、あるいは何が嫌いで何に向いていないかがわかってくるものです。ですから、「好きを見つけるべき」にとらわれすぎないで、まずは難しく考えず、目の前にある学校生活や家庭生活や仕事に、できることから取り組んでみてください。これも「べき」を手放す方法の一つです。

他者からの評価ばかり気にして、無理を重ねながら日々を送っている方は、「べき」で疲れ果てているはずです。「もう終わりにしたい」という気持ちと「べき」が強くかかわっていることを、ぜひご理解いただきたいと思います。

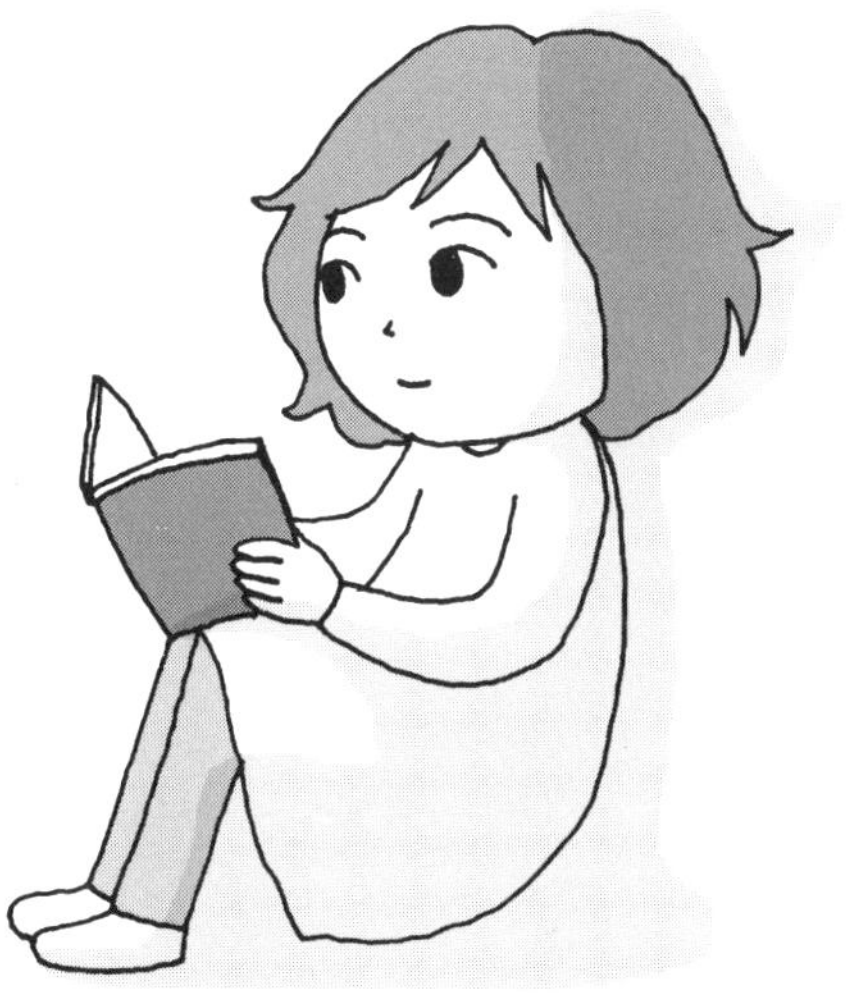

第3章

何をおいても休養を

前章の「べき」とも関連することですが、「もう終わりにしたい」と思ってしまうときというのは、追い詰められている感覚があり、精神的にも身体的にも疲れているものです。

うつ病の最大の対策が「安静」なのですが（もちろん薬も非常によく効きますが）、うつ病にまで至っていなくても**「もう終わりにしたい」と思ってしまう人には「安静」が役に立ちます。**

心身ともに休むことを心がけましょう。時間を見つけてできるだけ横になる、義理で何かに出席したりしない、という身体的な休息とともに、心の休息も必要です。「べき」を手放して、**「今は、これでいい」**を何度もくりかえし自分に言い聞かせてください。負担なくできて楽しいと思えることを少しずつやってみるのもよいでしょう。お勧めは**「生産性の低いこと」**です。気楽に楽しめそうな映画やドラマを、何も考えずにボーっと鑑賞する。好きな音楽を聴く。頭を使わなくてよいゲームをする。そんなことが安静につながる人もいます（とはいえ、それらのことに「仕事に役立ちそう」「次に向けてのステップ」などの生産性を求めてしまうようなら、逆効果になりかねないのでやめたほうがよいです）。

幸い、今の日本ではまだ、不十分ながらも福祉制度が機能しています。「お金がなくなったら、生きていけない」と自分を追い詰めたりしないでください。あるいは、「こんな無能な自分は生きる価値がない」などと思わないでください。

いくら仕事をする気があっても、上司や同僚、仕事の内容と相性が悪いために、「無能」であるかのように、周囲や自分に感じられてしまうことも多々あります。それは「無能」ということではないのです。

日本国憲法の第二十五条は、国民の「健康で文化的な最低限度の生活を営む権

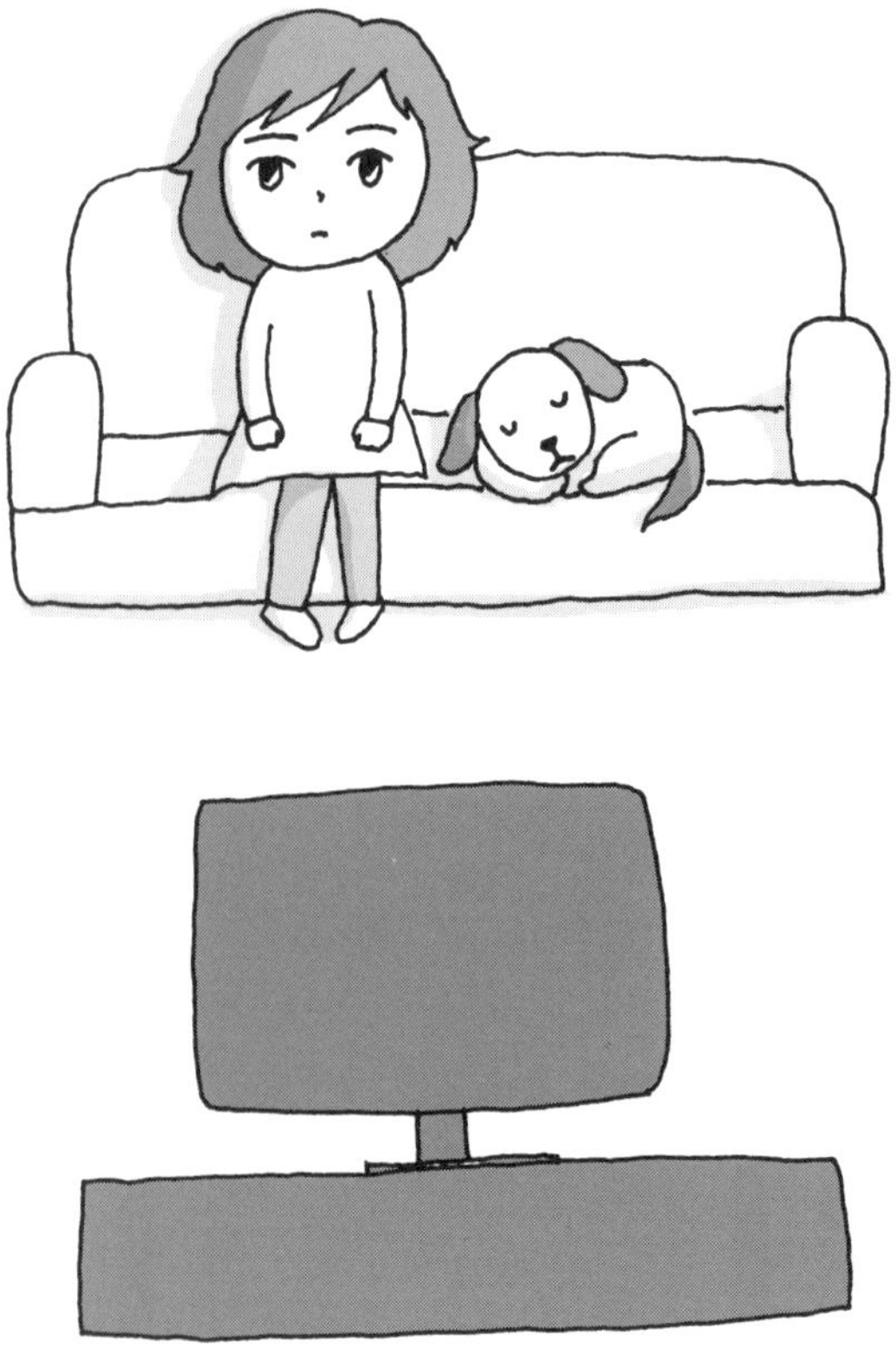

利」を定める大切な条文で、この条文に基づいて、生活保護という制度が存在しています。しかし、「生活保護を受けて遊んでいる」などと非難する人がいたり、そもそも生活保護を受けることを恥ずかしく感じたり、市の福祉事務所や町村役場の窓口で申請しても断られてしまったりする人もいます。生活保護を受けることが、何やら「よくないこと」とみなされているのです。

これらは、それぞれの人の事情を無視しているといえますが、そういうケースが多く報道されたり、ネット上で話題になったりする結果、福祉制度を利用することを「よくないこと」のように考えて遠慮してしまう人も少なくありません。「社会に迷惑をかけるくらいなら、消えてしまったほうがよい」と考えてしまうのかもしれませんが、それは誤解に基づく考えです。

私たちは、お互いに依存しながら助け合って生きています。税金がたくさん払えるときには払う。でも、いろいろな不運が重なって、税金を利用して生きていかなければならないときもあります。
それだけの話に、余計な意味づけをする必要はないのです。

最近では、うつ病の人に対して「仕事を休んでいるくせに遊びに行ったり、趣味は続けている」という非難の声も聞きます。いわゆる「新型うつ病」と呼ばれているものですが、医学的根拠はなく、「新型うつ病」という病名は存在しません。うつ病の人は生活の全般にわたって本当につらい思いをされています。外から見るとわからないとしても、遊びに行ったり趣味をしたりするだけでも疲労困《こん》憊《ぱい》してしまうのです。仕事は無理でも遊びには行ける、という人はおそらく「適応障害」という診断名になるでしょう。

だからと言って適応障害を甘く見てはいけません。セクハラ、パワハラ等でひどい目にあって、それまでの人生とはすっかり変わってしまう人も多いのです。決して軽く見ないでください。

治療を受けながら、「今の自分にできること」を少しずつやってみて、小さな達成感を積み重ねていくことが回復につながります。仕事もろくにできないのに、趣味に走るのはよくないことだと罪悪感をいだく必要はありません。もし趣味に打ちこむことで自己肯定感が高まるのであれば、疲れ切ってしまわない範囲で、やってみることをお勧めします。その際、先ほども申し上げたように、くれぐれも「生産性」を求めないようにしてください。

趣味に打ちこむことで自己肯定感が高まれば、「自分はダメな人間だ」という感覚からの解放につながるでしょう。「現実から逃げるために趣味に走っている」などとくれぐれも思わないようにしてください。まず自分を守ることを最優先にしましょう。そうすればいずれ、また自分に合った形で社会に参加できるようになるでしょう。

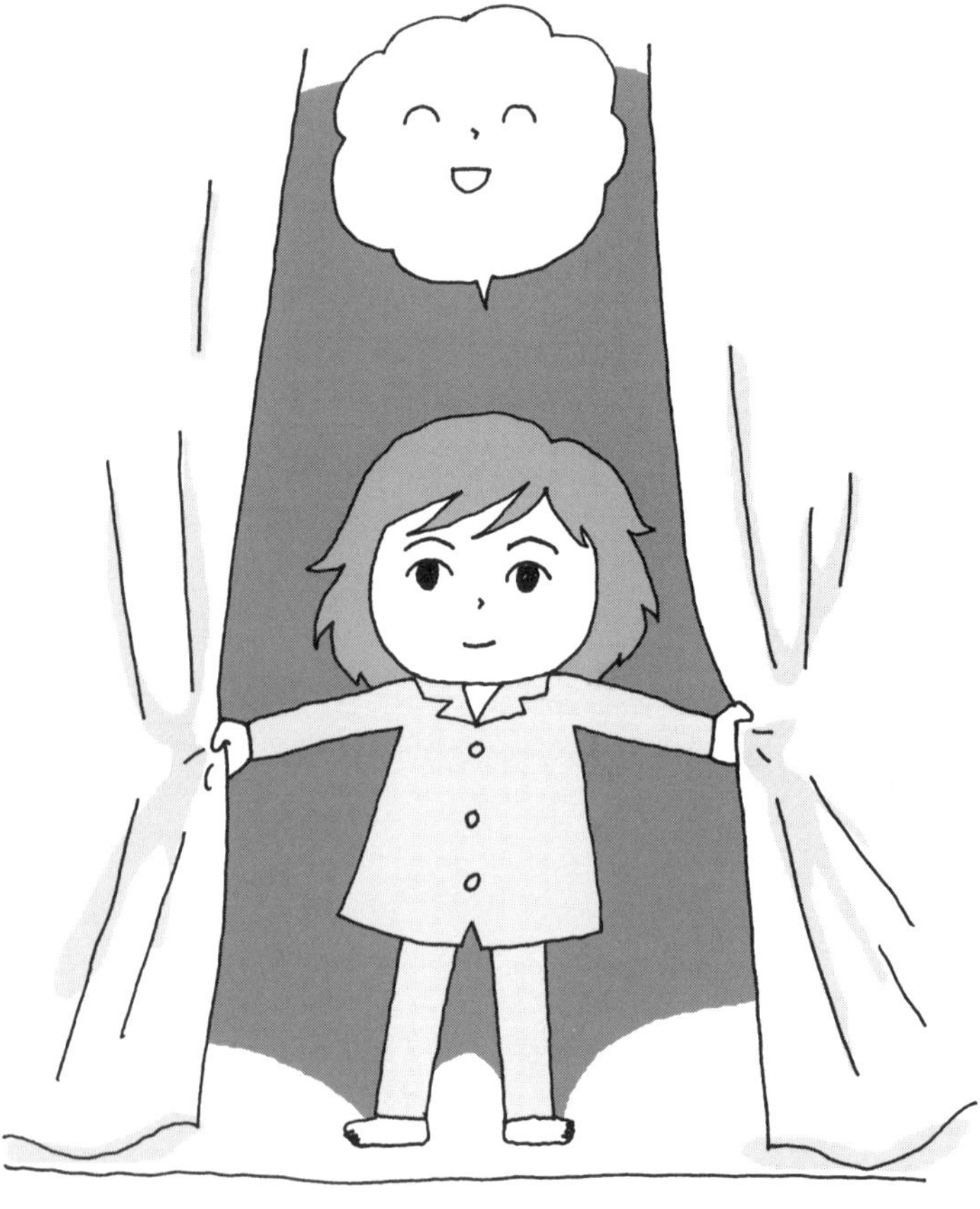

うつ病の治療のために、「安静」とともに必要なのは、「達成感」です。最初は「朝起きたらカーテンを開ける」「ゴミの日を忘れずにゴミを出す」といった、本当に小さな目標でよいのです。それが成し遂げられると、少し自信がついてきます。私は患者さんが「できたこと」を意識してほめるようにしています（ただし、ほめすぎると次に向けてのプレッシャーになるので、「できないときがあってもかまわない」ということは強調します）。来院できたことですら、です。「こんなに小さなこと」と自虐的になってはいけません。小さな目標でも達成できると、だんだんと自信が積み重なっていきます。いきなり高い目標を掲《かか》げるのは、「やっぱり自分は何をしてもダメだ」という結論に至ってしまいやすい無謀な行為でもありますから、くれぐれも避けるようにしてください。

なお、本章は「うつ病」を中心に書いていますが、「もう終わりにしたい」「人生からおりたい」と思っている人は、何らかのうつ状態にあるといえますので、うつ病に対する考え方が役に立ちます。「自分はうつ病と診断されたわけでもないのに」「うつ病の人はもっとつらいはずで、自分のはただの甘えだ」などと自分を追い詰めると、回復から遠のいてしまいます。

コラム1

日本人の自殺死亡率は、先進7ヵ国でもっとも高い

自殺率の高さは、今の日本で大変な社会問題です。日本の自殺死亡率は先進主要7ヵ国でもっとも高く、特に女性の自殺死亡率は世界で2番目ときわだって高いのです（令和4年版「自殺対策白書」）。また、日本の子どもは「身体的な健康」では先進38か国中1位ですが、「精神的な幸福」ではワースト2位（2020年のユニセフの報告書）と、日本人の「幸福感の低さ」との関連もうかがえます。

それがなかなか解決しないのは、そもそも問題の本質を理解していない人が多いからだと思います。

以前私が衆議院議員をしていたころ、ある大臣クラスの政治家と話していて、「失業者や生活困窮者への就労を支援する制度がたくさんあるのだから、どんどん利用してほしい。そうすれば自殺問題は解決するはず」「死ぬ勇気があるのなら、なんでもできるはず」と言っているのを聞いて驚きました。

自死する前の人の気持ちは、「もうダメだ」「終わりにしたい」と思ってしまうような、うつ状態にあるのですから、そういうときに何かの制度に応募して審査を受ける、などという積極的な行動を起こすことは考えられないのです。そんなことができるくらいなら、とっくにしているでしょう。こういう制度が役に立つ人は、「もう終わりにしたい」と思ってしまうような自己肯定感が低い人ではなく、厳しい資金繰りに苦しんでいるような人なのだと思います。

もちろん、制度自体を否定するわけではありませんが、仮にも政治家が、それですべてが解決すると思いこんでいることは、「これだから日本の政治家はダメなのだ」という私の感覚を強めました。

これだけ自死が問題になっているのですから、せめて専門家を招いて自死とうつ病の関係を学び、「がんばって」などのNG用語がなぜNGなのかを、制度をつくる側は知るべきでしょう。

また、「死ぬ勇気があるのなら、なんでもできるのではないか」も、よくいわれてきたことです。しかし、死ぬことは勇気とは関係ないのです。「消えてしまいたい」「もう終わりにしたい」と思うような人は、勇気とはほど遠い存在であることを知っていただきたいです。

第4章

生きることに希望が感じられない方へ

「もう終わりにしたい」と「生きる希望」は正反対のものです。
「もう終わりにしたい」と思っている人が、「希望をもって」などとアドバイスされたからといって、希望をもてるわけはないですね。

たとえば、叱ってばかりの親や暴力をふるう親がいる家庭環境、学校でのいじめ、職場でのパワハラ。自己肯定感を妨げる要因はたくさんあると思います。そんな目にあっている中で「希望をもって」と言われても、きれいごとにしか聞こえないのは当然のことです。

そもそも、希望とは何でしょうか。一般に「将来に対する期待や明るい見通し」のような意味です。この根底には自己肯定感があるはずです。「自分はダメな人間だ」と思っていたら、希望などもてないでしょう。そんなときに「希望をもって」と言われても、あまりにも漠然としていて、具体的にどうすればよいかわからないものです。そして困った結果、かえって追い詰められてしまいます。「希望」をもてない自分を責めてしまうからです。「希望をもてない自分は、やはり生きている価値がない」という結論に達しかねません。

まずは、「希望」をもてない自分を認めてあげましょう。ありのままの現実を受け入れることは、「**今は、これでいい**」ということであり、自己肯定感をもつための第一歩です。これまで経験してきたことを考えれば、希望をもてなくても無理はないのです。そんな自分を絶対に責めないようにしてください。

「できない自分」に目を向けるのではなく、「現状を認めたうえで、少しずつ前に進んでいこう」と、**できるだけハードルを低く設定してみてください。**一足飛《いっそくと》びに自己肯定感が高まるわけではないからです。

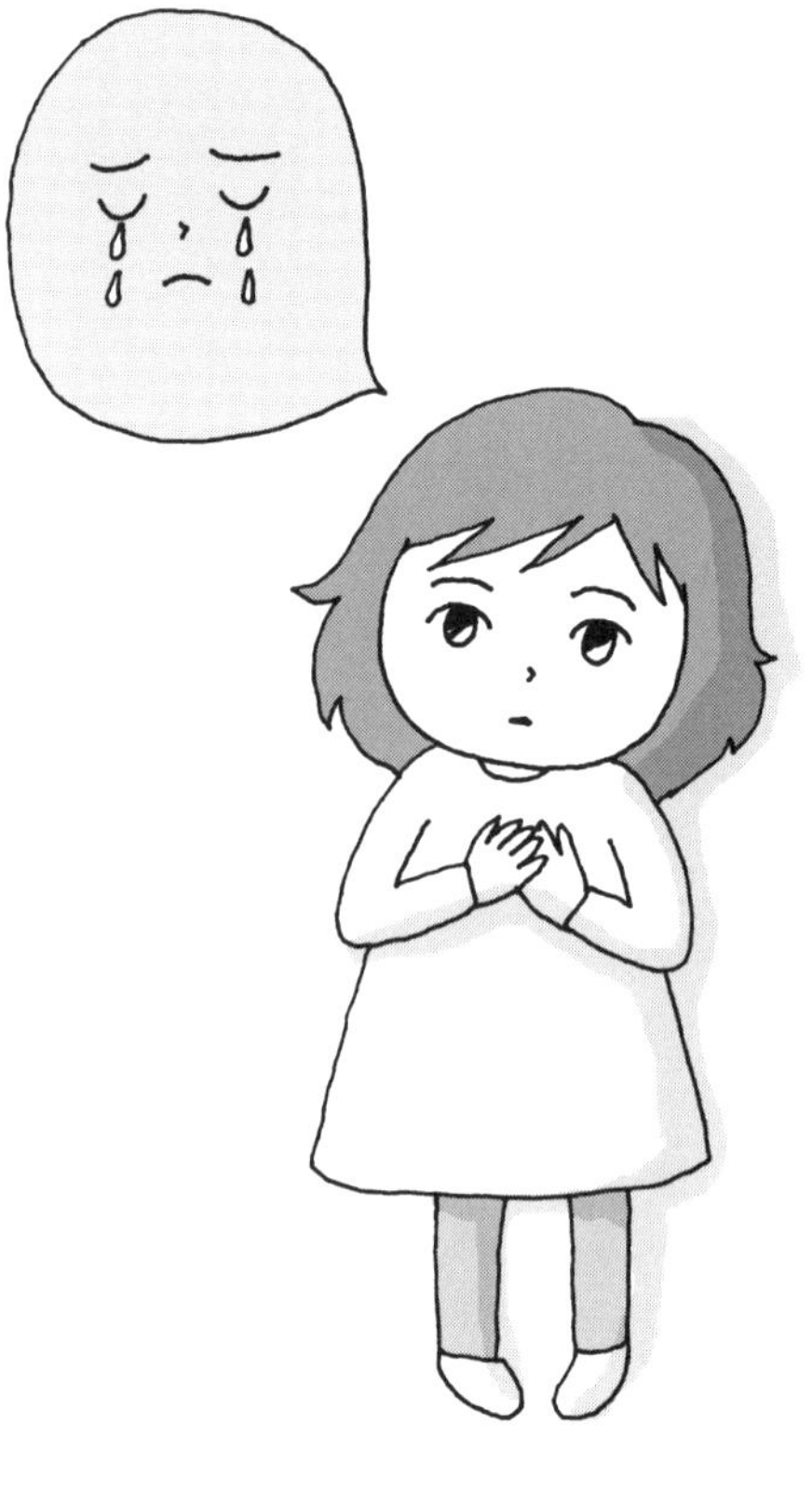

本書でいう**自己肯定感**というのは、「私は〇〇ができる」「私はこんなところが優れている」という自慢のことではありません。「**自分に対して無条件の肯定的な関心をもち、ありのままの自分を優しく受け入れる**」のが自己肯定感の私なりの定義です。そのために必要なのは、まず、「**自分に嘘をつかない誠実さ**」です。

本当はつらいのに「私は強いからつらくなんかない」「悲しむのは弱い人間の感情。自分は大丈夫」などと自分に言い聞かせ、何事もなかったようにふるまうのがよいと思っている人もいるでしょうが、それでは自分に嘘をついていることになります。「ありのまま」の自分から目をそむけていては、「ありのままの自分を受け入れる」ことなどできません。つらいと思ったり、悲しいと思ったりしている自分の感情に気づき、まずそれを受け入れましょう。今現在できないことがたくさんあってもよいのです。「できないなー、でも今はこれでいい。少しずつ頑張ろう」でよいのです。

もう一つ、自己肯定感をもつために必要なのは、「**人にはそれぞれ事情がある**」と理解することです。これは他の人に対して優しくなることにもつながりますが、自己肯定感という意味では、「自分にもいろいろな事情があって、現在のような状態になっているのだ」と理解することが重要なのです。自分を責めそうになったときには、このことを思い出してください。

前の章の最後にも書きましたが、小さな達成感を積み重ねることで、自己肯定感を育てていくことができます。生きることに希望を感じられない自分を、「今まで経験してきたことを考えれば当然のことだ」と認めることが出発点です。

悪い環境からは、できるだけ早く抜け出しましょう。家庭に問題がある場合、家を出ることができれば一番ですが、すぐには無理でも、自分の心構え次第で、気持ちだけでも抜け出すことができます。それは、家族からの「評価」に聞く耳をもたない、聞き流すという方法です。家族はやたらと心配してきて、「こんな成績ではダメだ」「将来どうするつもりなんだ」などと一方的に評価を下してきたりします。あるいは虐待的な家族の場合、「あんたなんかがうまくできるわけないでしょう」「何様のつもり？」などと否定的な言葉をぶつけてきます。それを真に受けていたら、どんどん自己肯定感が下がってしまいます。

そもそも、**人間は他人にも自分にも、本当に正しい評価を下すことなどできない**のです。「正しい評価」などというものは、どこにも存在しないからです。「**評価」というのは、そのときその人が下しているにすぎない主観的なもの**です。絶対的な真実などではありません。ですから、評価に振り回される必要はないのです。

できるだけ、評価を真に受けないよう心がけて、「ああ、この人はそう思っているんだな」「不安を自分で処理できないから、こっちにぶつけてくるんだな」

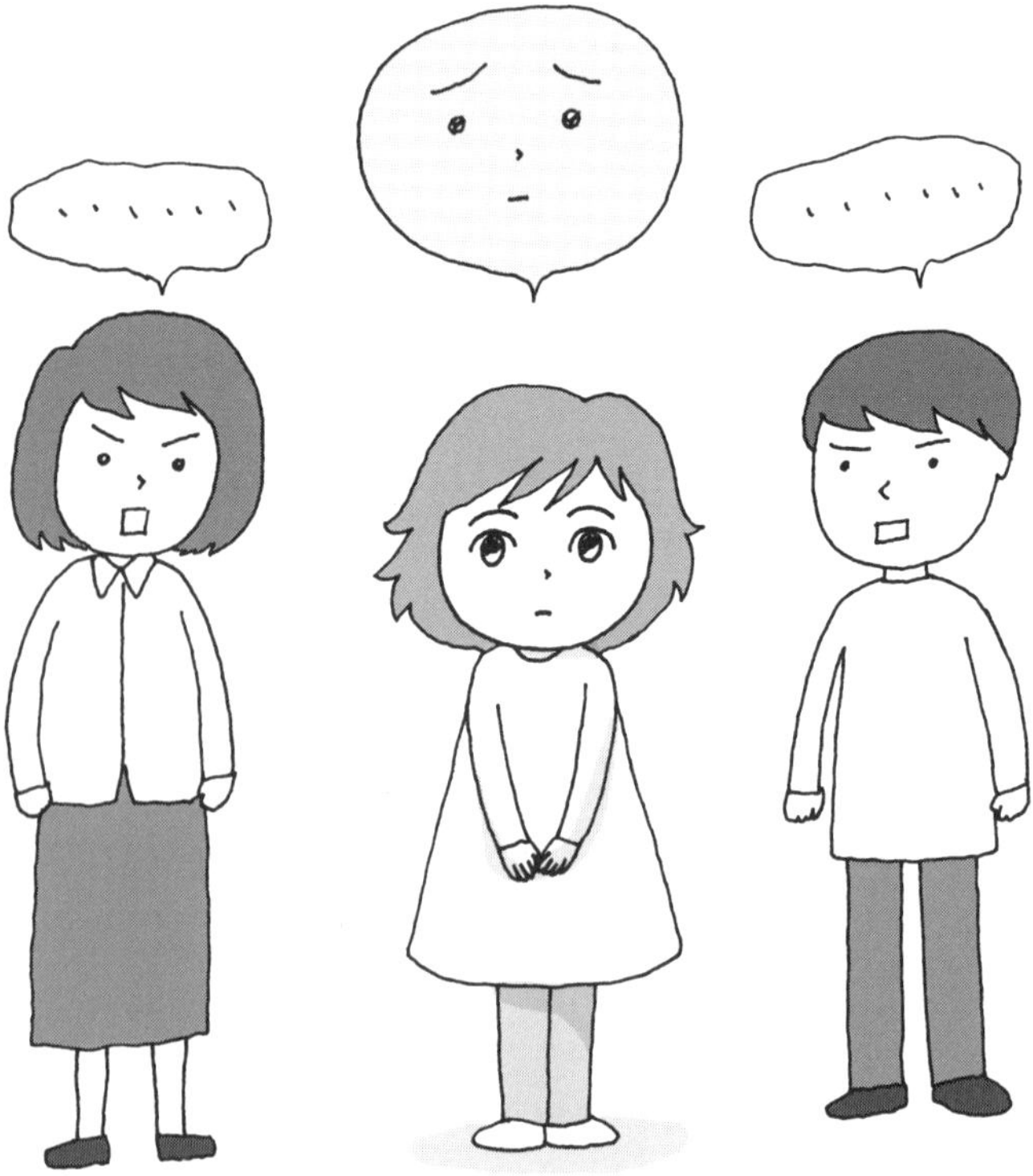

程度に受け流してください。「親というのは、子どもへの評価を自分への評価と混同して、プレッシャーをかけてくる存在なんだな」と理解して、不完全な親を手放すプロセスが必要な場合も多いです。評価に振り回されると、自己肯定感どころか、生きていく方向性も見失ってしまうからです。

治療者の中にも、評価を押しつけてくる人はいます。不快に感じたとき、あるいは治療を受けることでかえって自信を失ってしまうと気づいたときには、医師やカウンセラーを変えてみてください。「この人になら何を話しても大丈夫」と思える人にだけ相談するようにしてください。

なお、うつ病の人は午前中に調子が悪い傾向がありますが、一般に、人は夜に思い詰めることが多いです。人生に希望がもてない人は、夜に注意が必要です。夜ふかしせず、できるだけ早い時間に寝るように心がけることをお勧めします。寝る前にはできるだけお風呂で湯ぶねにつかって、温まった身体でストレッチをしたり簡単なヨガをやってみると寝つきがよくなるでしょう。激しい運動は、就寝4時間前までに終えるようにしてください。夕方以降はコーヒーなどカフェインの摂取はやめて、夜はハーブティなどの温かい飲み物を飲むのもよいでしょう。

どうしても寝つけない日が続いてつらいという方は、睡眠導入薬を使うこともお勧めです。「薬に頼るなんて」と抵抗がある方もいらっしゃるかもしれませんが、夜にどんどん悲観的な考えが浮かんでくるのを止めるにはよい手段の一つです。ただ、「睡眠導入薬」と呼ばれているものにもいろいろあります。市販薬ではなく自分に合ったものを、必ず医師に処方してもらってください。

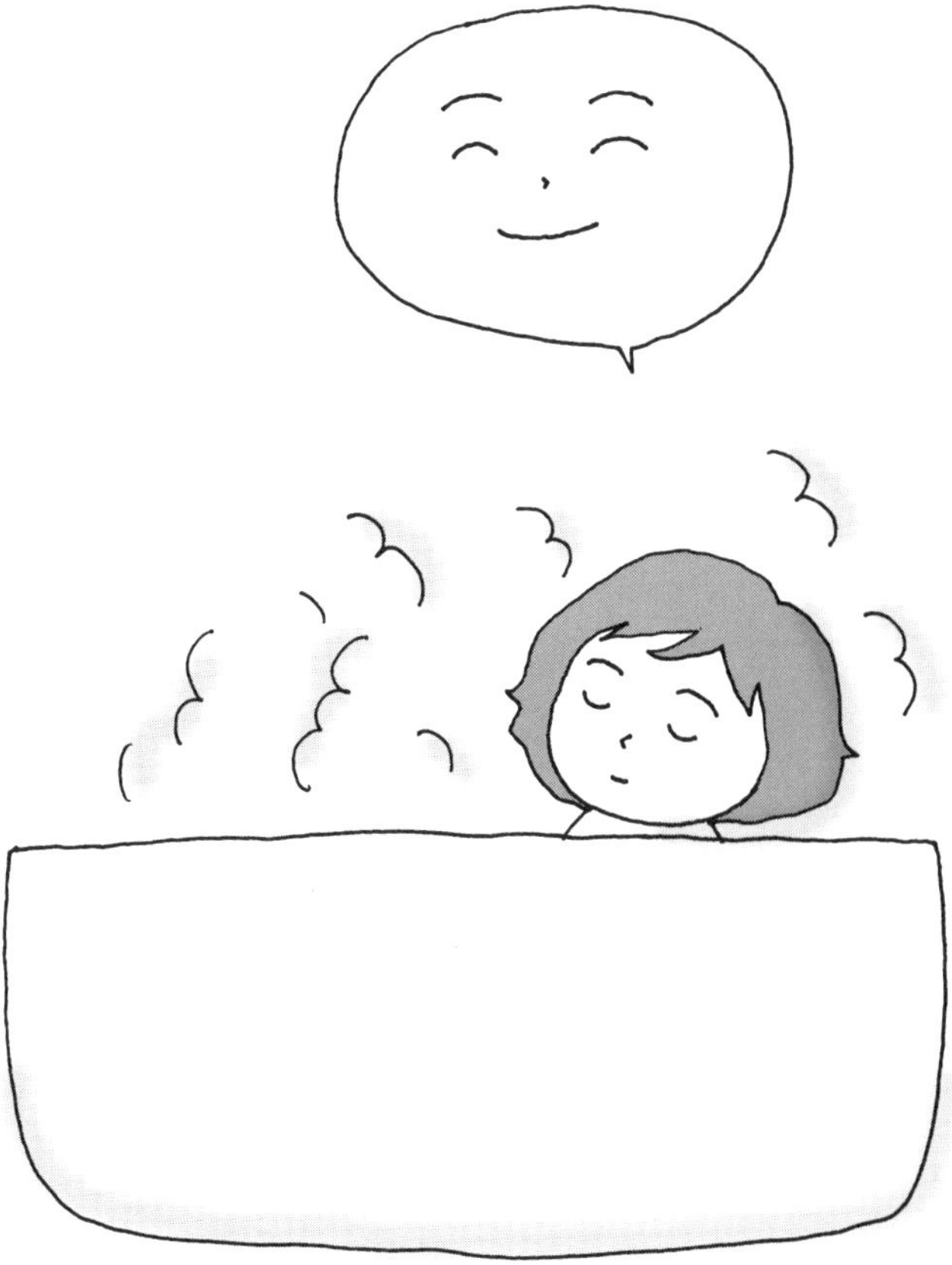

第5章

孤立していると感じている方へ

孤立は人から生きる希望を奪います。孤独感にさいなまれている人が「自分はこのままずっと一人なのだろうか」と思うと、家族や友人と楽しそうに過ごしている人たちを見るだけでも絶望感をおぼえてしまうでしょう。

「孤立している」と一口にいっても、いろいろな事情があると思います。肉親は生きているけれども絶縁していたり疎遠になっていたりする人。肉親をすでに亡くした人。友人がまったくいない人。そもそも、人とどうやってかかわったらよいのかがわからない人。いろいろな人がいます。

孤立というのは、よほどの幸運がない限り、悪循環を生む傾向があります。周囲から「あの人はいつも一人」という印象をもたれてしまうことで、さらに人が近寄りにくくなるのです。

そこからどうやって人生に希望を取り戻していくかというと、平凡ではありますが、私は、「**挨拶**」が案外大きいと思っています。**挨拶は人間同士のかかわりの入り口**だといえるからです。

私は山歩きが好きで、ヒマラヤのトレッキングに行ったことも何度かあります。外国の山道、それもすれ違うのがやっと、というような環境では、挨拶がとても大切になります。誰もいない中、細い道を一人で歩くわけですから、相手がその気になれば、自分などすぐに殺されてしまうからです。疑心暗鬼にならないように、「私は常識のある人間で、あなたを人間として尊重していますよ」というメッセージが、挨拶にはこめられています。

「どうせ自分は孤立しているから、誰にも関心をもってもらえない」といじけて

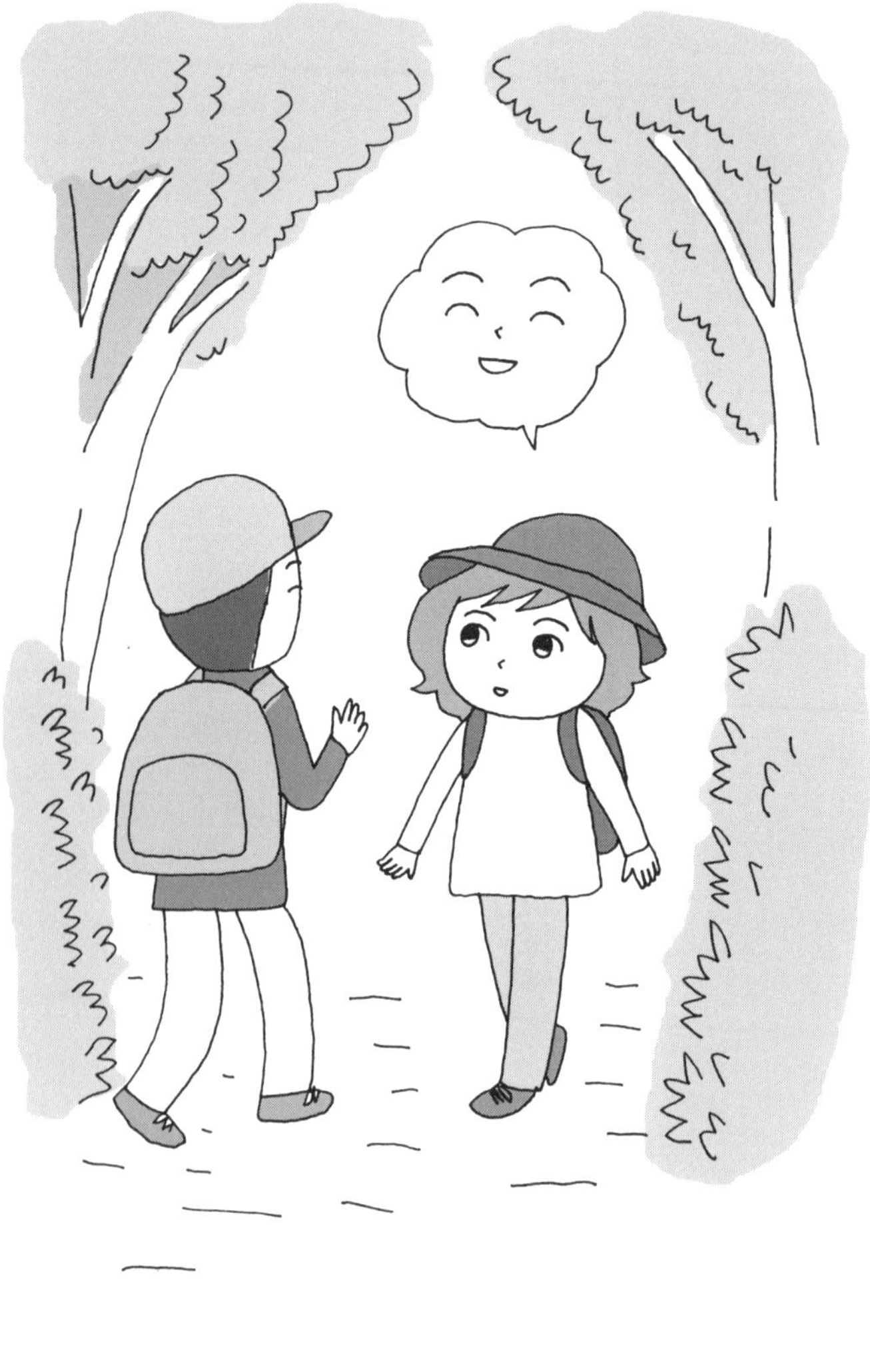

しまうと、近所の人や同級生や同僚と会っても挨拶もしなくなってしまい、「自分は常識のある人間で、あなたを人間として尊重していますよ」と伝えることが抜け落ちてしまう結果、相手から「どんな人だろう？　かかわらないほうがいい人？」と思われる可能性もあり、ますます孤立を深めてしまいます。

人は案外自信のない生き物です。挨拶をしてもらえないと、「あの人は自分なんかに関心がないのではないか」「自分は軽んじられているのではないか」と思ってしまう傾向があります。孤立から脱しようと思っている人にとっては、逆効果ですね。

まずは日常の挨拶。それで「常識的なふつうの人」「ちょっと不器用かもしれないけれども交流を求めている人」だと思ってもらえれば、ちょっとしたことで立ち話ができるようになることもありますし、困ったときに助けてくれるかもしれません。自分でも「なんだ、こんな簡単なことだったんだ」と驚くと思います。

孤立を感じたら、まずは、近所の人、同級生、同僚など、日々顔を合わせる人たちに、できれば愛想のいい顔で挨拶してみてください。人は、何を考えているかわからない、交流もしてこない人を不気味に感じるものです。自分の孤立が、そういう「不気味さ」に由来するのだとしたら、もったいない話です。

気持ちよく挨拶を返してくれる人の中に、自分が話してみたいと思える人がいたら、何回めかのときに、お天気のことなどさしさわりのない一言を添えてみると、少し先に進めるかもしれません。人間関係というのは、親しくなったらなったで、気苦労が生まれるものです。親しい間柄というほどでなくても、会ったときにちょっと「そのお弁当おいしそう！」などという一言を交わせる人が何人かいることで、気分転換になり、生活にうるおいが生まれます。

挨拶をしても無視されるとしたら、それは相手側の問題です。自分が無視されているると思うのではなく、相手の社会性に問題があるのだと思うようにしましょう。挨拶というのは不思議なもので、挨拶を交わすことで、自分もコミュニティの一員と感じることができて、孤独感を和らげる効果があります。実際、自分の挨拶を無視する人がいたとしても、「挨拶をする自分＝コミュニティを尊重している自分」を見てくれている人はどこかにいるものです。

そうはいっても、たかが挨拶くらいで孤独感が解消されるなど、イメージできないという方もいらっしゃると思います。挨拶以上に関係が進展するとは思えない人も少なくないでしょう。

しかし、ここでいいたいことの本質は、挨拶が「与える」行為であるということです。人間は、往々にして「何を受け取れるか？」を考えながら生きているものです。そのような心の姿勢でいると、与えたあとに期待したものが返ってこないとき（たとえば、挨拶が返ってこなかったり、関係が進展しなかったりしたとき）に絶望的な気持ちになってしまうでしょう。しかし、重要なのは**「自分の心を外に**

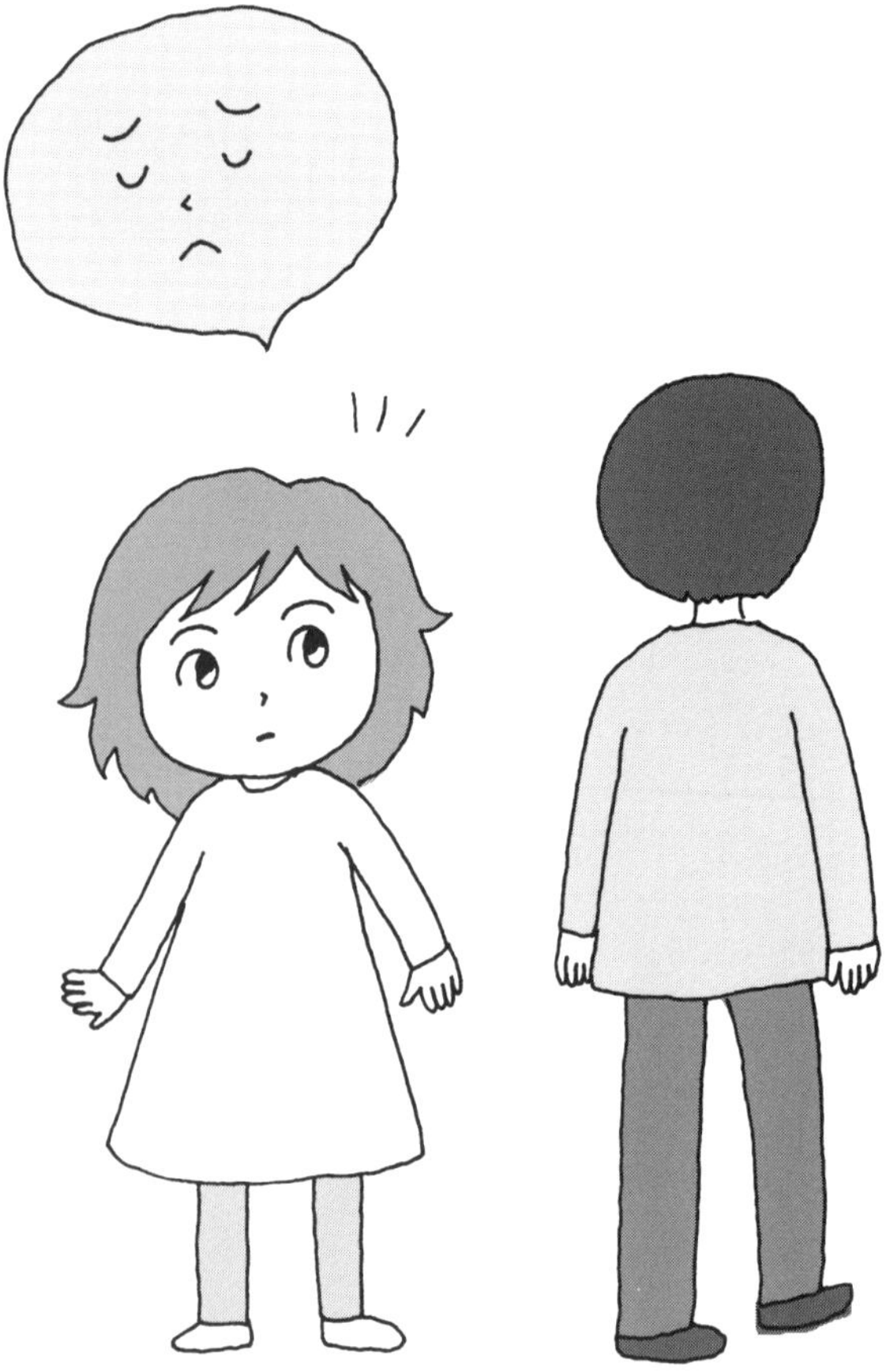

温かく開く」ことなのです。**相手に温かい心を向ければ、自分自身もその温かさを味わうことができます。**それは、孤独感とは正反対の感覚です。挨拶が返ってくるかどうかは、二の次の問題なのです。

でも、へたに心を開けば、傷つくリスクが生まれてしまうのでは？と心配になるかもしれません。実際、生きづらさを感じている人は、過去に、虐待やいじめなど、誰かにひどく傷つけられた経験のある人も多いものです。

しかし、心を開いた結果傷つけられる、というのは、「心を開けば相手が応えてくれるはず」という「受け取る」心の姿勢の結果なのです。私は決して「どれほど傷つけられても、踏みつけられても、にこやかに接しましょう」と勧めているわけではありません。ここで申し上げたいのは、「**傷つかないためにも、与える姿勢でいるほうがよい**」ということなのです。

「与える姿勢」というのは、自己犠牲とはちがいます。むしろ自分のことを守る姿勢です。自分は挨拶をして気持ちよく心を開いた。それに対してどういう反応をするかは、完全に相手の問題なのです。挨拶して無視されたように感じたとしても、相手がたまたま気づかなかっただけかもしれませんし、気がかりなことがあって挨拶を返す気になれなかったのかもしれません。**自分で選ぶことができない相手の反応に一喜一憂するのではなく、自分がどのような心の姿勢を選ぶかに意識を集中したほうが、傷つかずにすむ**のです。

傷つけてくるような人は、それ以上の傷をその人自身が負っている。少なくとも、幸せではない人だということは、断言できます。

ここで私がいう「幸せ」とは、心がおだやかで、のびのびしている、ということです。

私は「**DOの自信**」と「**BEの自信**」をわけて考えています。「**DO**」とは、「**何かができること**」。一方、「**BE**」は「**自分の心のあり方**」です。「DOの自信」も悪くありませんが、その土台に「BEの自信」がないと、ちょっとしたことで心が折れやすい人になってしまいます。

「BE」を大切に生きていれば、自分を傷つけてくる人は一見「DOの自信」に満ちあふれて強そうに見えても、「BEの自信」がない、要は自己肯定感の低い人だとわかるようになります。

だからといってそういう人と親しくしてあげる必要はありません。距離を置いたほうがよいと思います。ただ、「負け犬」として距離を置くのと、「BEの自信」に基づいて距離を置くのとでは、天と地ほどの差があります。

孤立の反対は「つながり」だともいえますが、表面的なつながりをいくらつくってみても、孤独感は解消しません。これも「DO」の話ですね。それよりも、まず**自分の内面にある温かい心を感じること**（「BE」**を大切にすること**）**が、他人とつながるためにも必要**なものであり、ひいては物理的な孤独の解消にもつながるかもしれません。

つまり、**物理的な「孤独（一人でいること）」と、「孤独感」はちがう**のです。それを混同してしまうと、「形ばかりのつながり」にとらわれることになってしまいます。「何を受け取れるか」を手放せる心境になったとき、「孤独感」は解消されるものです。

もう一つ、自己肯定感という観点からも考えてみましょう。自己肯定感と孤独感は、正反対のものです。本書でいう自己肯定感をもてていれば、物理的に孤独であっても、孤独感をもつことはないでしょう。

自己肯定感をもつための重要な要素は「自分に嘘をつかない誠実さ」と「人にはそれぞれ事情があると理解すること」であるとお話ししてきました。どちらも「BE」につながることですね。相手の現状について勝手な解釈をするのではなく、「何か事情があるのだろうな」と温かく心を開くことは、相手の「ありのま

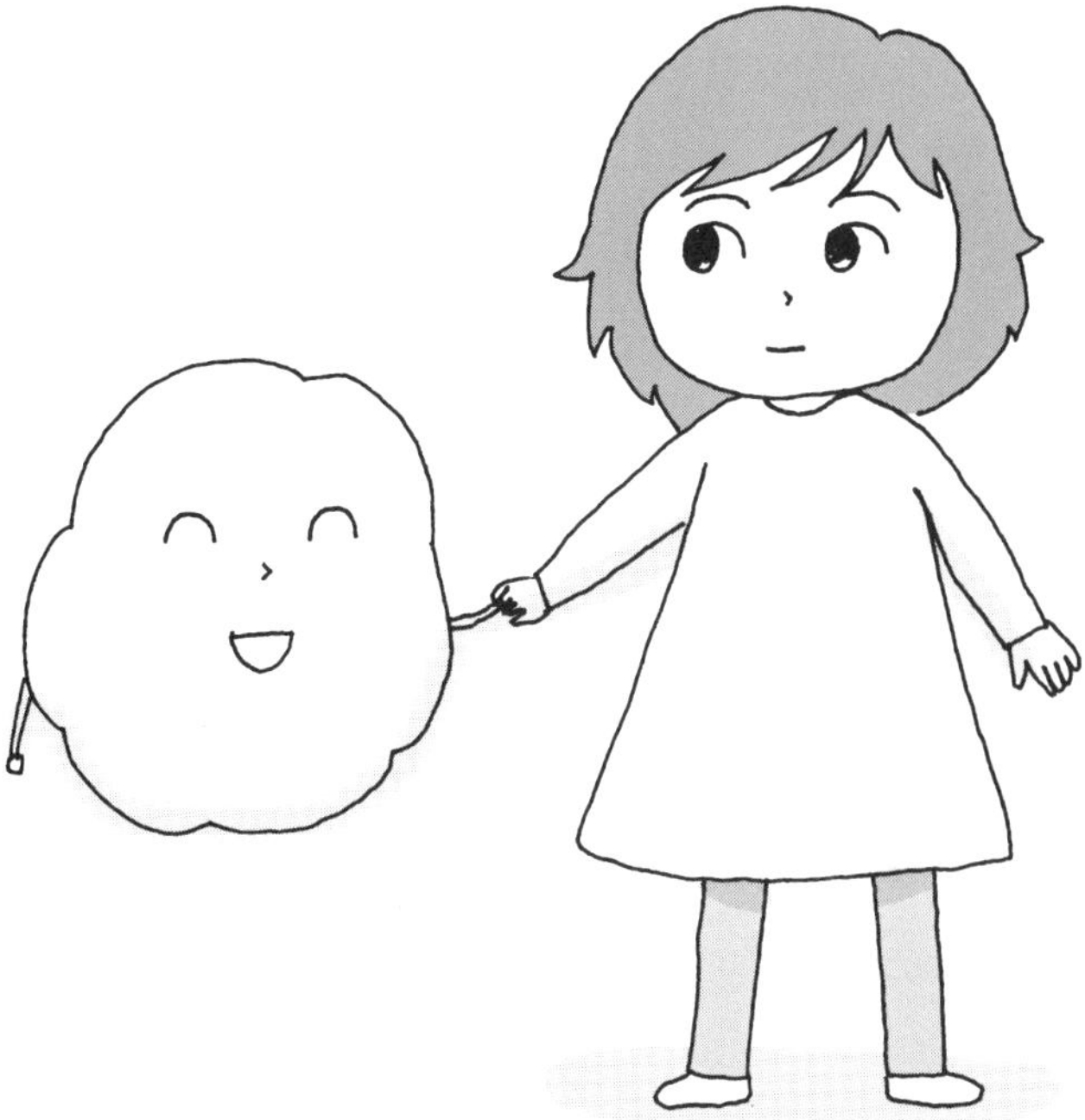

ま」を受け入れることでもあるのです。

また、挨拶が返ってこないときに「相手にも事情があるのだろう」と思えることこと、挨拶を返してもらえないとしても、自己肯定感の重要な要素ですから、挨拶を返してもらえないとしても、自己肯定感が損なわれることはないのです。

つまり、挨拶によって温かく心を開くことができれば、物理的に孤独なときでも、「孤独感」からは解放されるのです。言葉を変えれば、自分の中にある温かい心とつながることができれば、孤独はさほど気にならなくなるものです。

第6章

自分は「負け組」だと絶望している方へ

第4章でご説明した、「この先希望がもてない」ということと「自分は「負け組」で何をやってもダメだ」と思うことには共通点があります。

「勝ち組」「負け組」というのは、主に「DO（何かができること）」に基づく考え方です。経済的に豊かな人、社会的に成功している人、「モテる」人は「勝ち組」に分類されることが多いですが、基本的には「お金が稼げる」「ビジネスで成功している」という「DO」の話です。今の日本社会では格差が広がっており、「勝ち組」「負け組」に分けることがますますはやっているような気がします。

たしかに、ある程度の経済力は生活のために必要ですし、子どもがいれば教育費なども必要になります。一定レベル以下の経済条件では、家庭内に虐待が多いという報告もあります。これについては政治でセーフティネットを築いていくことが必要です。

しかし、人生は、経済的条件だけで決まるわけではありません。

自己肯定感に必要なものは、「BE（心のあり方）の自信」であり、また、「自分に嘘をつかない誠実さ」と「人にはそれぞれ事情があると理解すること」だということは第4章に書きましたが、私は、本当の意味での「勝ち組」は、本書でいう自己肯定感をもっている人だと思っています。

若い方（学生さんや、まだキャリアの浅い社会人の方）の中には、「うちが貧乏だから」という理由で、経済的に恵まれた家庭で育った人に比べて自分は最初から選択肢がかぎられていて、希望が感じられない方もいらっしゃると思います。特に日本は教育に対する公的支出がきわだって少なく、返済義務のある奨学金を利用する人が多いので、どうしても個人的な問題になりがちです。

さらに最近の日本では、非正規雇用が拡大し、いくらがんばっても経済的安定が得られない人が増えているという問題が深刻です。

しかし、「自分は何ができるか」だけを頼りに生きるよりも、「自分に嘘をつかない誠実さ」「人にはそれぞれ事情があると理解すること」に基づく自己肯定感をもつことのほうが、人生の質を向上させるのは間違いありません。本書でいう「自己肯定感」を大切にしながら生きているうちに、一見「勝ち組」の人も、そんなに羨ましい人生を送っているとはかぎらない、と気づくこともあるかもしれません。本物の自己肯定感を得られれば、日々をおだやかな心で過ごすことができ、それが幸福感につながります。どんな家庭に生まれ、どういうふうに育てられるかは自分で選ぶことができませんが、「自分への誠実さ」「人にはそれぞれ事情がある」を意識しながら生きていけば、幸せに生きることができると私は思っています。

そこまで大きな話でなくても、一日に一杯、おいしいお茶やコーヒーを飲むとか、近所のちょっとした散歩など、心の安らぎを感じられるようなことを習慣にするのもよいでしょう。

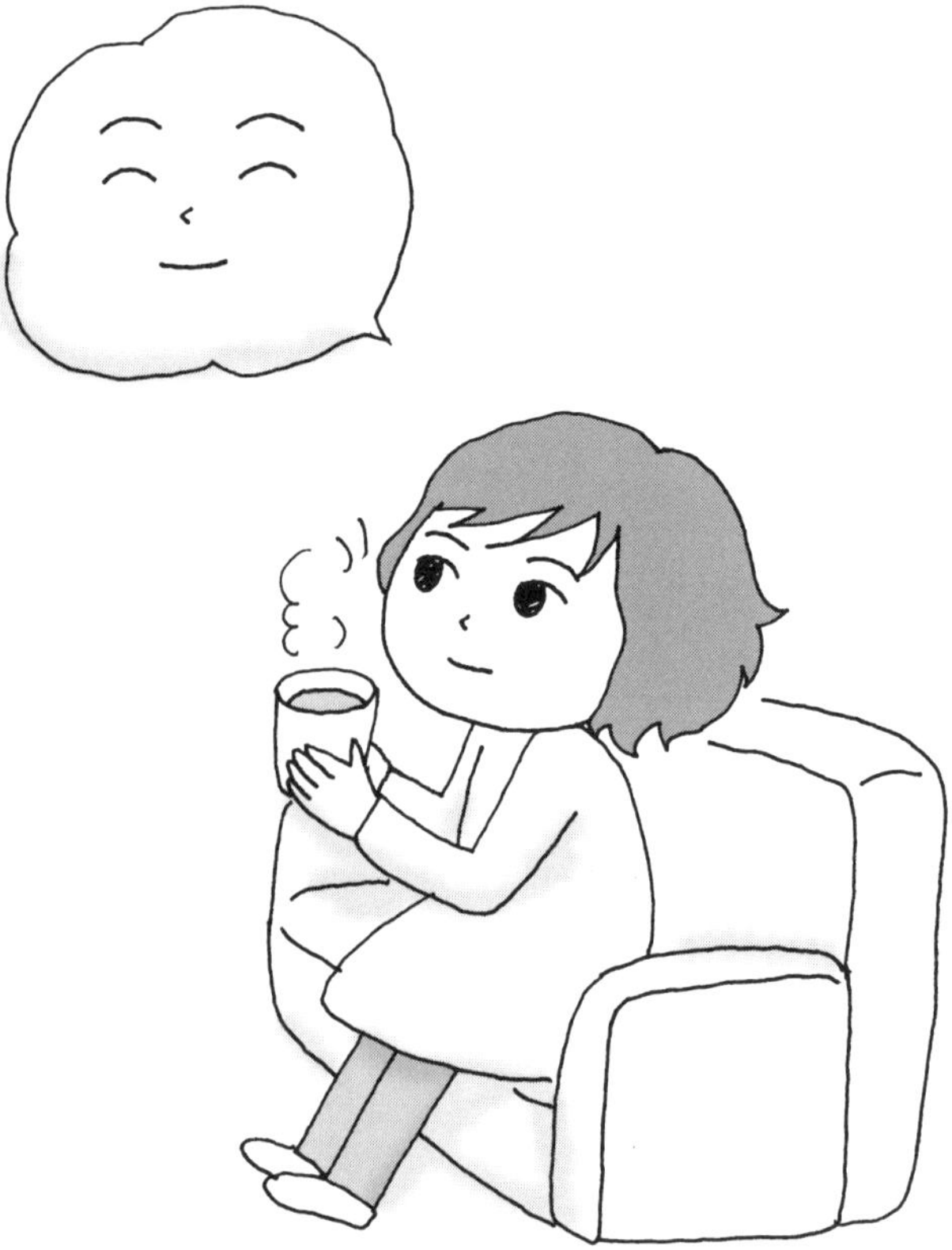

第7章

自分には取り柄がないと感じている方へ

私は、「どんな人にも何かしら優れたところがある」という考え方が好きではありません。

勉強ができなくても、スポーツができればよい、というような考え方は、なんだかきれいごとのように感じてしまうのです。

というのも、得意なことがある人ばかりでもないからです。勉強もできない、スポーツも苦手、という人はどうしたらよいのでしょうか。

人間には遺伝的に決まっていることも多く、苦手なことをなんでも努力で克服できるわけではありません。

では、得意なことが何も見つからない、という方はどうしたらよいのでしょうか。

得意なことがない。劣等感のかたまり。将来への希望がない。そんな人に「死にたい」を考え直してもらうには、「評価」に基づく考え方を手放していただく必要があると思います。

評価というのは、暴力的なものなのです。他人や自分に対する決めつけだからです。そのために、まずは「取り柄」という考え方を手放していただきたいと思います。これは、先ほどからお話ししている「DO」の世界の考え方でもあります。文字通り、「何ができるか」ですから。

私はこれまで診療の場で多くの方を診てきた体験から、いわゆる「性善説（人の生まれつきの性質は善であるとする説）」をとるようになりました。その延長ともいえますが、ボランティア活動としてAHJ（アティテューディナル・ヒーリング・ジャパン Attitudinal Healing Japan）を主宰しています。「アティテューディナル・

ヒーリング」とは、「心の平和を唯一の目的とし、自分の責任で心の姿勢を選び取っていくプロセス」のことです。

AHというのは宗教ではなく、私たちの人生に、**「愛（温かい心）」を選ぶか「怖れ」を選ぶか**という選択肢を示してくれるものです。「怖れ」というのは、文字通りの怖れだけでなく、「べき」「完璧主義」「被害者意識」等々、人の心を温かくしないもの、すべてを含みます。特に重要な考え方は、私たちの本質は温かい心（愛）であって、一方の「怖れ」とは、今まで生きてきた中で「こんなことをしたら人はどう思う？」「あなたのことが恥ずかしいわ」などと言われながらこびりついてしまった垢《あか》のようなものだということです。

ご関心のある方は巻末の参考文献①をご覧いただければと思いますが、AHのワークショップやトレーニングなどの活動をしていると、人間は本来、温かい心をもった存在だと感じられるようになるのです。一見他人を拒絶しているように

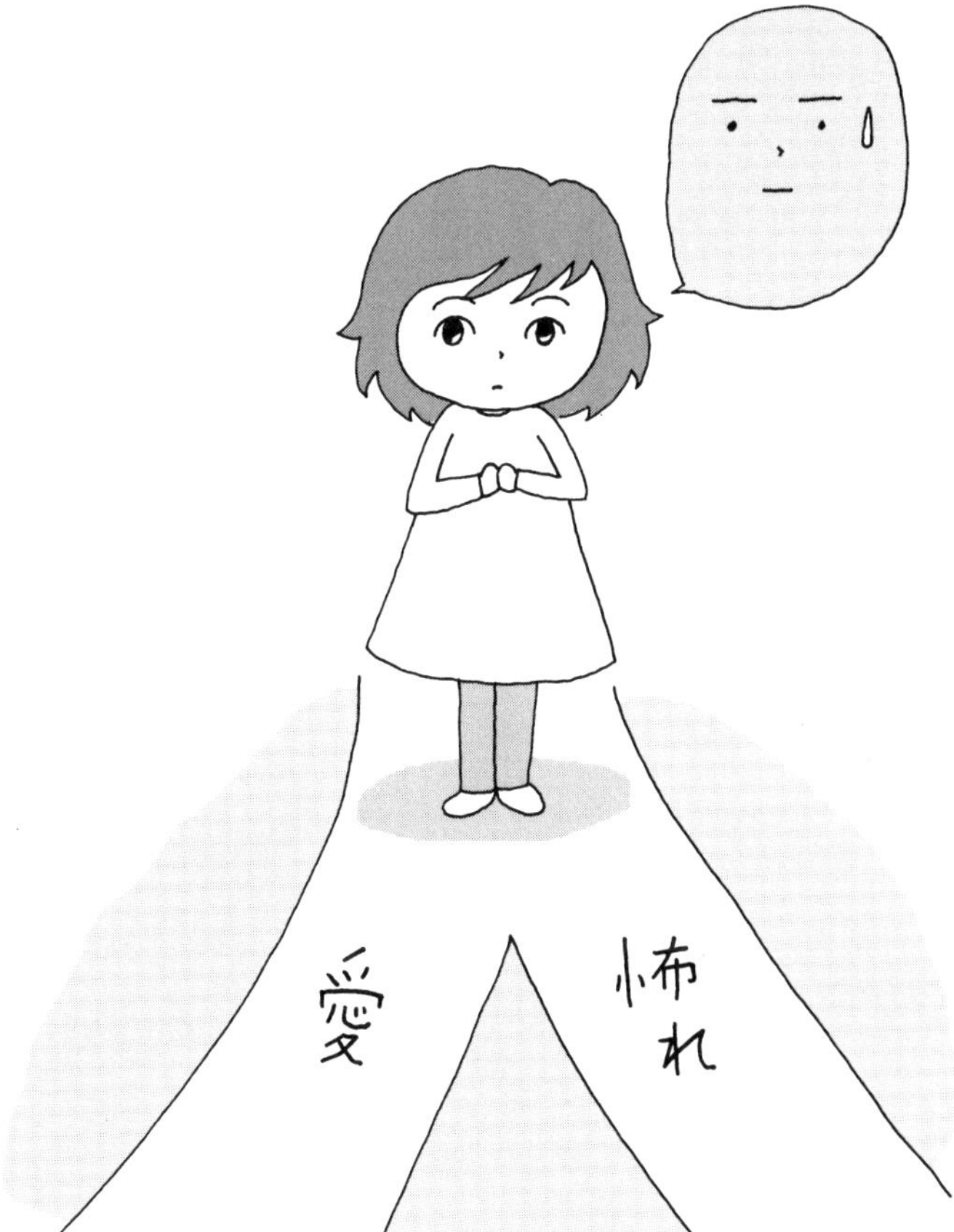
愛
怖れ

見える人も、その人にとって安全な環境で悩み事などを話してもらうと、「ああ、この人も、本質は温かくて、でも自分を守るために人との間に壁をつくっていたんだな」と感じます。もちろん、精神科の治療の場で出会う人についても同じです。

ごく少数の、生まれつきのサディストを除けば、ほとんどの人が温かさをもっています。何ができるか（DO）、ということと関係なく、人間は本来温かい心をもった存在（BE）ということです。温かい心をもっている、ということは、すぐに「欠点探し」（つまり評価）をはじめたりせず、相手の存在をそのまま受け入れることができるということです。

評価にどっぷり漬かって生きてきた人には、すぐにそれを実感するのは難しいと思います。しかし、日々「**評価を手放そう**」と意識していくことによって、可能だと思うのです。そのときのキーワードが、「**人にはそれぞれ事情がある**」です。

なお、この場合の「評価」は、他人に対してだけでなく、自分に対しても同じことです。「自分はダメ人間」などと評価を下さないでください。人は、どんなときにも、一見そう見えないときでも、その人なりにがんばっているものだからです。もちろん、生まれつき決まっていることも多く、子ども時代の環境を自分の力ではどうにもできない以上、自分にもたくさんの事情があるのです。

それと比べれば、「取り柄」はおまけのようなものです。まずは、自分の中には温かい心があるのだ、と信じてみてください。「あんな環境に育ったのだから、温かさを感じるのは難しい。でも、自分にはそれがあるはず」と思えるようになっていただきたいのです。

自分の中に温かさを見つけるのが難しいという方は、自分と同じような境遇の他の人のことを、想像してみてください。「あんな境遇にいたのだから、他人を警戒するのは当たり前。その過程で意地悪な性格になってしまったとしてもやむを得ないだろう」と、他人に対してなら、納得しやすいはずです。そして、そのような人も、安全な環境に置かれれば、思わぬ優しさが見えてくるということは、私自身もＡＨの活動や、精神科の治療の場で実感してきました。

間違えないでいただきたいのは、それは、「私は温かい人間だ」と評価を下す、という意味ではないということです。相手にも自分にも評価を下さず、相手の問題を解決しようとも、相手を変えようとも思わずに、ただおだやかな気持ちで人の話を聴いてみる。誰かが自分に対して評価を下してきたとしても、「ああ、評価ばかりの世界で生きてきたんだな。気の毒に」くらいに思うとよいのです。そんな話の聴き方をしていれば、自分の気持ちは温かいままでいられるし、相手に対して反感や疲れを感じることもないでしょう。

第8章

「自分を好きになろう！」という暴力

前章とも関連しますが、いろいろなところでいわれる「自分のよいところ探しをしよう！」「自分の好きなところを見つけよう！」という類のメッセージに、私は違和感をおぼえています。

「自分を好きになる」と「自分を肯定する」というのは、似たように聞こえるかもしれませんが、多くの場合に、実は似て非なるものなのです。そして、心の健康を守って生きていくために必要なのは「自己肯定感」のほうです。心を病んで治療を求めて来られる方は、概して自己肯定感が低いものです。

「自分が嫌い」「消えてしまいたい」と思っている人は、実はとても多いと感じています。私自身にとっても、無縁の感情ではありません。特に、「子どもらしくない」「かわいげがない」「優しくない」と、まわりの大人に言われつづけた子ども時代はかなりきつかったです。

現在も、自分に関して否定的なことを、唐突に乱暴な言い方で言われると、「やっぱり私の人生は……」という気持ちになります。自分がやってきたことが失敗の連続だったように感じたりもしますし、自分は人生のどこかで大きく選択を誤った、もう取り返しがつかない、というネガティブな気持ちがどんどん出てきます（衝撃を受けたときは誰でもそのように感じるものだと知ったことで、早く立ち直れるようになりましたが）。

リストカットなどの自傷行為をする方、「消え方」を日々考えている方の多くが、「自分のことが嫌い」という感情をもっていることもたしかです。それは、あくまでも、積極的な「死にたい」ではなく、もっと消極的な「消えてしまいたい」なのです。生きづらいと感じるときは、消えてしまったほうが楽になるように思えるでしょうから、当然ですね。

もちろん、「自分を嫌い」と思ってほしいというわけではありません。「好き」「嫌い」を離れて、自己肯定感を育てていただきたいのです。

わかりにくいと思いますので、順番に説明していきます。

私たち一人ひとりが、長所も短所もたくさんもっています。一般に、自分で気づきにくいのは長所のほうです。でも、仮に、自分に長所が見つからないとしてもまったくかまわないのです。

「長所」「短所」「よいところ」「悪いところ」は、全部、「条件付き」の発想です。「勉強ができるから自分のことが好き」「私はスポーツが得意だから大丈夫」「忍耐力がなくて何も続かない自分が嫌い」などと、いろいろあるでしょう。あるいは他人と比較して、「あの人はあんなに美人だから価値がある。私には価値がない」などと思うこともあるでしょう。

でも、これらの発想のすべてが、「何かができる（優れている）から、価値がある」という考えの上に成り立っているのです。そういうものを、「条件付きの肯定」と呼びます。「いい子だから好き」「○○ができるから尊敬している」というのは、あくまでも条件付きの肯定です。「DO（できること）」の世界の発想であるともいえるでしょう。「いい子だから」は一見「BE（心のあり方）」のようですが、「いい子」と思わせる行動から判断されるわけですから、「DO」にかなり関係しますすね。

一方、**「自己肯定感」**というのは、**「自分に対する無条件の肯定的な関心」**のことをいいます。今の自分にはできることもあれば、できないこともあります。そもそも、それぞれの人が異なる事情をもって生きているのです。生まれつき何をもっていたか（ノーベル賞をとるような天才とか、オリンピック選手などを見ていると、「生まれつき」を軽視することはできませんね。あるいは妙に楽観的な性質や、過度に不安の強い性質も遺伝の影響が大きいことが知られています）、どういう環境で育てられたか、まわりにどんな人がいたか（たとえば、親はどんな価値観をもっていたか）、今までにどんなことを体験してきたか（いじめなどは後々まで人生に影響をおよぼすことも多いので、無視できません）、今現在はどんな状態か。

世界に生きる一人ひとりにとって、それぞれにしかわからない事情があるのです。

それなのに、そういった、自分にはどうすることもできない事情によってプラスになったりマイナスになったりすることに、優劣をつけられるでしょうか？ 虐待やいじめ、パワハラなど、今まで大変な事情を抱えて生きてきた人は、他人への不信感も強いでしょうし、自分にも自信がないでしょう。そういう人を「劣っている」といえるでしょうか？ そんなことはありませんよね。むしろ、「すごい、こんな環境でも生き延びてきたんだ」と思いませんか？

私はそういう人を愛おしく感じますし、治療を受けたり、私のボランティア活動に参加したりという形で心の安らぎを求めようとする姿勢に、敬意を感じます。

そこまで過酷な境遇でなくても、それぞれの人が、それぞれの事情によって影響を受けています。ですから、「○○ができるから」という「ＤＯ」の条件によって人を評価すること自体が、おかしいのです。

「自分のよいところ探しをしよう！」「自分の好きなところを見つけよう！」というメッセージは、それらの事情を考慮していないもののように感じます。

ちなみに、「こんなに事情を抱えているのに」と言うと、「もっと大変な人もいるんです。私なんて甘えているだけで」という反応をされる方も多いです。どうして「甘えている」などという発想が生まれてくるのでしょうか？　私の観察からは、実際には「甘えていない」人ほど、自分は「甘えている」と言うのです。

「自分に優しくする」というニュアンスで「甘える」と言っているのなら、甘えることはお勧めです。自分に優しくしていないと、他人に優しくなることもできません。自分に厳しく、他人には優しくしている、という人は、多くの場合「優しくするべき」と思ってやっています。「べき」が「もう終わりにしたい」につながりやすいことは、第2章に書いたとおりです。自分に優しくなれれば、他の人に対しても「優しくしたい」と思えるようになるのです。

私が今まで診てきた多くの患者さんの「自分の甘え」についての話は、私から見れば自虐でしかなく、「自分だけで背負《しょ》いこまず、まわりの人たち、たとえば家族（あるいは友達）を信頼して甘えてみればどうですか？　相手は役に立ちたいと思っているにちがいありませんよ」と思えることがほとんどです。

本章のタイトルに、私はあえて「暴力」という言葉を使いました。なぜかというと、「自分を好きになろう」というメッセージは、その人の事情を無視して押しつけられるものだと思うからです。また、「自分を好きにならなければ人は幸せになれない」というメッセージの押しつけでもあります。

今までのいろいろな事情を考えれば、今の自分はこれでいいのだ、と自分を受け入れてあげましょう。まだまだ気に入らないところ、うまくできていないところ、不安定なところもあると思いますが、それも含めて、「**今は、これでいい**」のです。

もちろん、皆さんは、これからたくさんのことを学び、体験し、成長していくでしょう。そういう「これから」のことを積み重ねていくためにも、根っこのところで「今は、これでいい」と思えることがとても重要なのです。

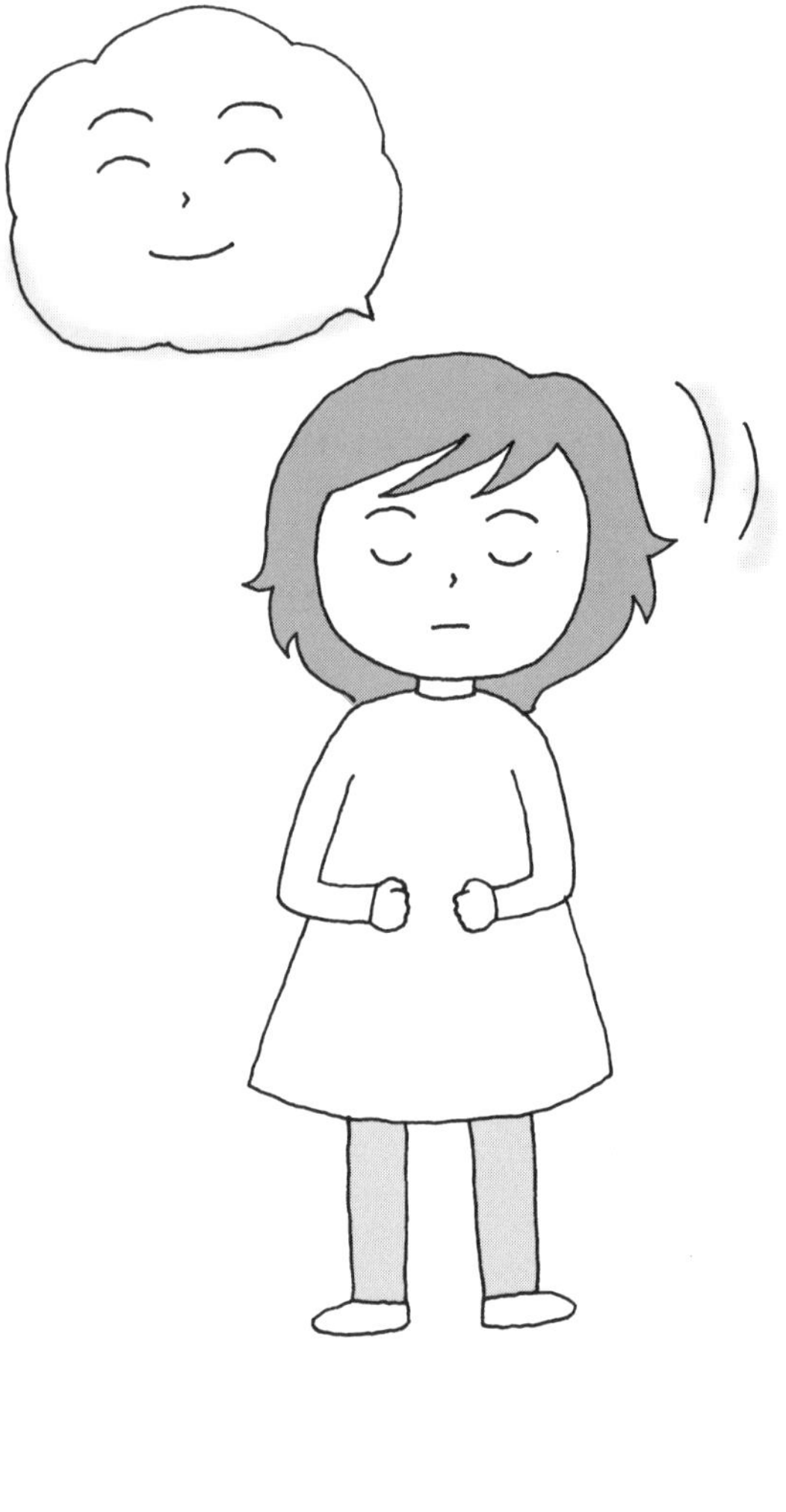

第9章

親との関係に悩んでいる方へ

「もう終わりにしたい」と思っている方の中には、親との関係が悪いという方もいらっしゃいます。自分が希望する進路に賛成してもらえない、というくらいでしたらまだ解決の余地があるように思います。自分の気持ちを真剣に伝えれば、理解してくれる親御さんは意外と多いからです。しかし、親に何を言っても否定されるような関係だったとしたらつらすぎますし、それこそ「死にたい」という気持ちにもつながるでしょう。

たしかに、いわゆる「毒親」は存在します。「毒親」に見える人のすべてが子どもを愛していないわけではないのですが、中には本当にどうしようもない親もいます。

まだ自立していない若い方にとって、親というのは大きな存在です。ですから、その親に存在を否定されてしまったら、「死にたい」と思ったとしても無理はありません。

押し売りするつもりはありませんが、できれば拙著『「毒親」の正体』を読んでみていただきたいです。そして、自分の親に悪気はなく、愛情をうまく表現できないだけだということが理解できるようであれば、少し道が開けてくるでしょう。

それも当てはまらない、**本当の「毒親」であれば、距離を置く**ことを勧めます。場合によっては家を出たほうがよいかもしれません。ただし、親切を装って近づいてきて、監禁したり性的虐待をしたりする大人もいますので、頼るのは誰でもよいというわけではありません。本当に信頼できると思える親戚や友人の家、

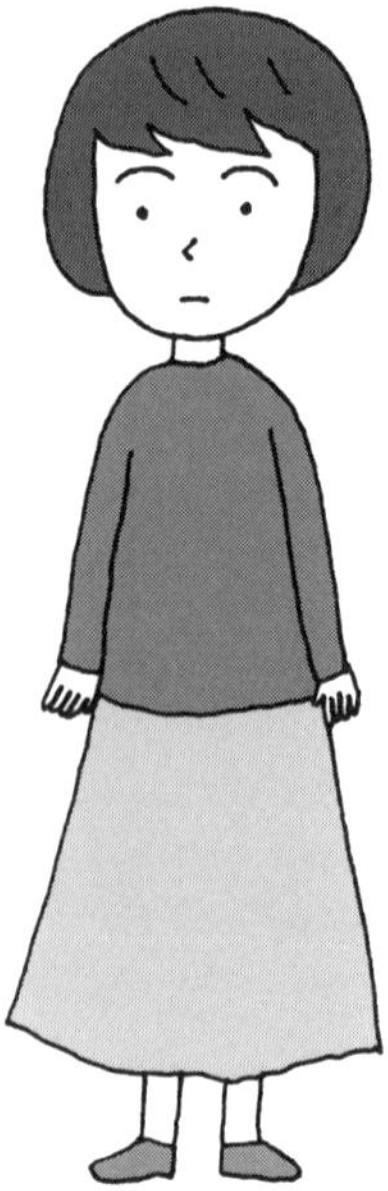
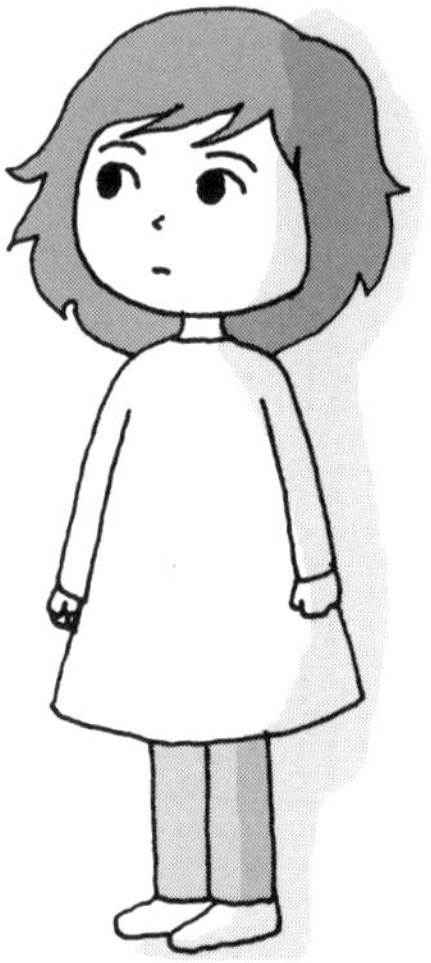
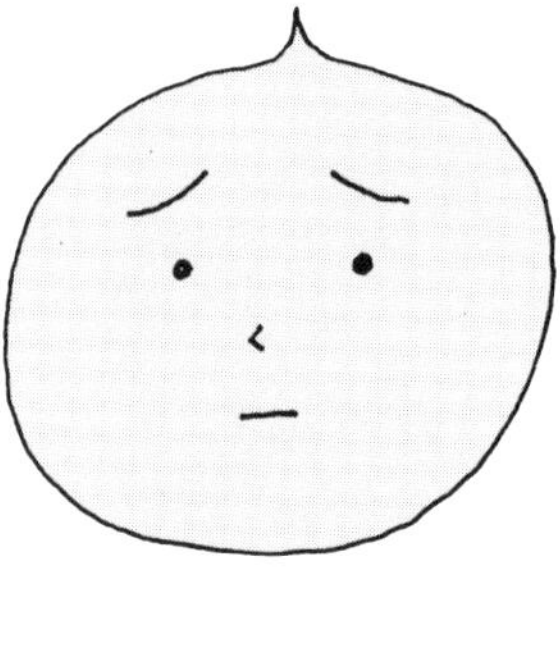

公的な相談機関やグループホームなどを頼るほうが安全でしょう。

若い人にとって、近くに信頼できる大人がいることはとても大切です。血縁でなくても、たった一人でも、自分を気づかってくれる大人がいれば、話はずいぶん変わってきます。そのことが生きる希望にもつながるはずです。

無理に親を好きになる必要はもちろんありませんが、親への反抗心や恨みだけをエネルギーに生きていくのはお勧めできません。むしろ、「**自分の人生には縁がなかった人**」くらいに思ったほうがよいと思います。AHの創始者ジェリー・ジャンポルスキーが言うように、**人を憎みながら生きることは、相手に毒を飲ませたいと思いながら自分が毒を飲みつづけるようなもの**で、自己肯定感を下げてしまうからです。

いつか親をゆるせる日が来るのか、また交流できるようになるのか、それはわかりません。相談する相手によっては「親に逆らうべきではない」などと説得してくる人もいるでしょう（こういう、有害ともいえる助言は、やはり「べき」に基づくことが多いので距離を置くように心がけましょう）。しかし、**自分にとって一番大切なのは自分の幸せ**なのです。必要なときには自分が信頼できると思える人に相談しつつ、人生を切り開いていってください。

「ゆるし」は多くの人にとって大きなテーマなのですが、私は「**ゆるせない自分」をゆるすことが、「ゆるしに向けてのプロセス」の大きな一歩**になると思っています。

おわりに

今、決めなくていい

本書は、今現在「消えてしまいたい」「もう終わりにしたい」と思っている方たちに向けて書きました。これといった理由もなくそのような気持ちが漠然と強まっている人もいるでしょうし、あるいはいじめの被害にあっていて、「このままでは、とてももたない」と思っている人もいるでしょう。

本書の最後にお話ししたいのは、「**とにかく逃げること**」「**とにかく避けること**」の大切さです。

逃げるとか避けるというのは、一般に「弱い証拠」として語られることが多いですね。つまり「逃げるべきではない」「避けるべきではない」は、ある意味究極の「べき」なのです。「べき」をやめようということを、本書ではくりかえしお伝えしてきました。

もちろん、「嫌な生活から逃げて、一生ひきこもっていましょう」と勧めているわけではありません。でも、追い詰められてしまっている今のこの局面では、とりあえず逃げたり避けたりしながら問題を先送りすることも大事なのです。「なぜ生きなければならないの？」に対する答えは私にはわかりませんが、「とにかく生き延びてみる」ことが、その答えを知るための一番の道でしょう。

自分に「もう消えてしまいたい」と思わせるものや人から、逃げたり避けたりしましょう。**人生を全体で考えないで、できるだけ小さい単位で考えてみましょ**

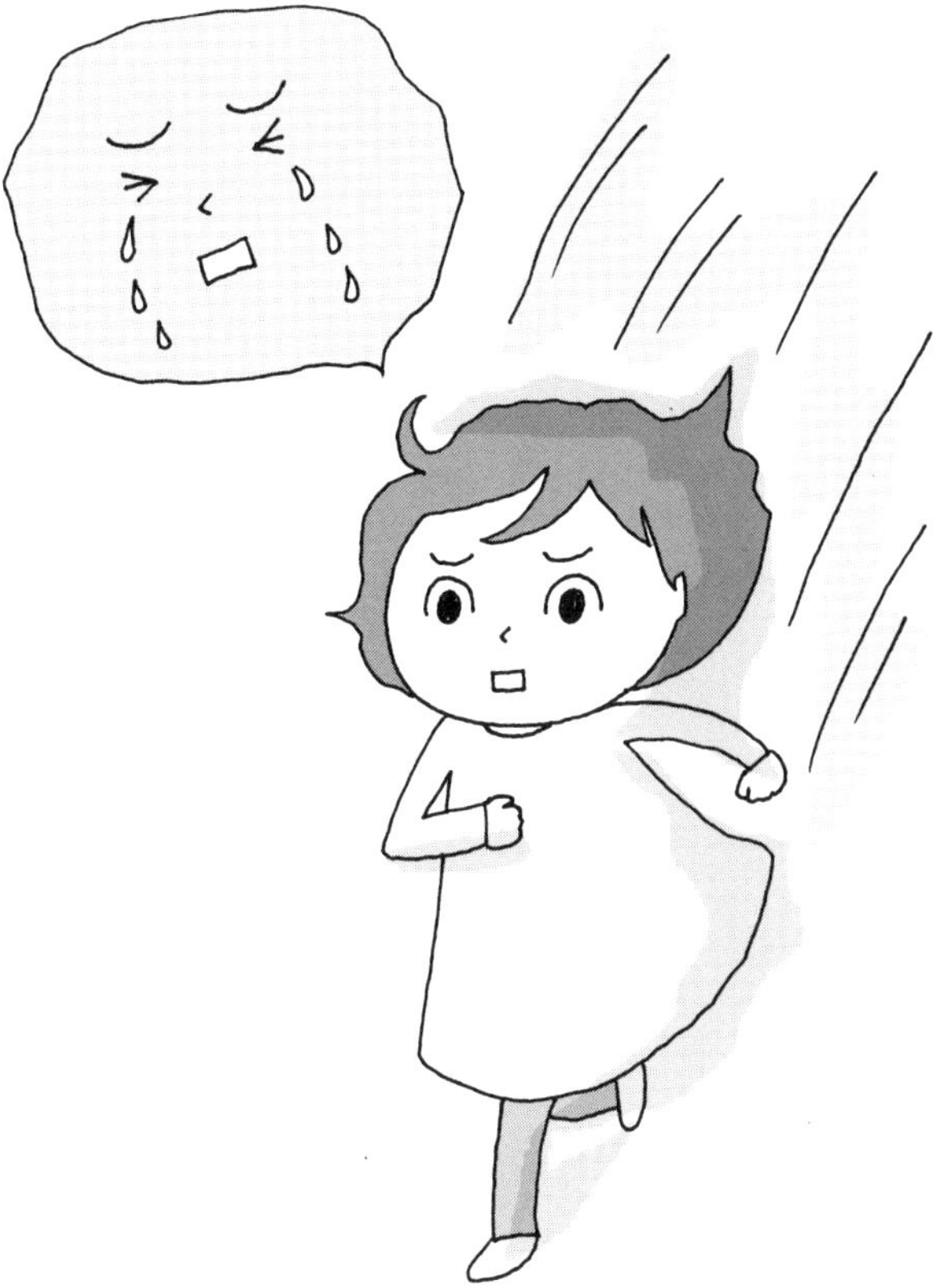

う。つまり、「こんな一生は嫌だ」というふうに考えるのではなく（もちろん、そう思ってしまうことがあるのは自然だと思いますが）、「とりあえず今日一日生きてみよう」、あるいは「とりあえず午前中は」「とりあえずあと一時間は」というふうに、できるだけ課題を小さく刻んでいくのです。そうすることによって、小さな達成感を積み重ねることができ、自分の中にゆとりと、自由な発想が少しずつ育っていきます。

「逃げる」の中には、「学校に行きたくない」と親に打ち明けることも含まれます。「避ける」の中には、自分ではできないことや説明しきれないことを、信頼できる人に代わってもらうことも含まれます。逃げたり避けたりしながら、**今の苦しい時をとにかくやり過ごしていく**こと。そのうちに、自分もまわりも変わっていきます。つまり、**生きるか死ぬかを今決めなくていい**のです。

小さな先送りをしながら生きていると、それまでは目に入ってこなかった自然の風景や、人の優しさに気づくこともあるでしょう。そんなほっとできる時間があれば、そこから生きる希望が生まれてくるかもしれません。

「ちゃんと生きる」ことと「死ぬ」ことの間には、実に多様なあり方があるのです。今決めてしまわないで、自分が納得でき、無理をしなくていいやり方を少しずつ探していけばよいと思います。あるいは、「ちゃんと」のハードルを少しずつ下げてもよいと思います。それらはみな、「**時間稼ぎ**」をしなければ難しいのです。その時間稼ぎのためにも、時間や課題を小さく刻んで、なんとかやり過ごしていきましょう。

「べき」に飲みこまれずに、軽く受け流していきましょう。

そして、そんなあり方をゆるしてくれる寛容な環境が、この国にもっと増えていってほしい、と願っています。

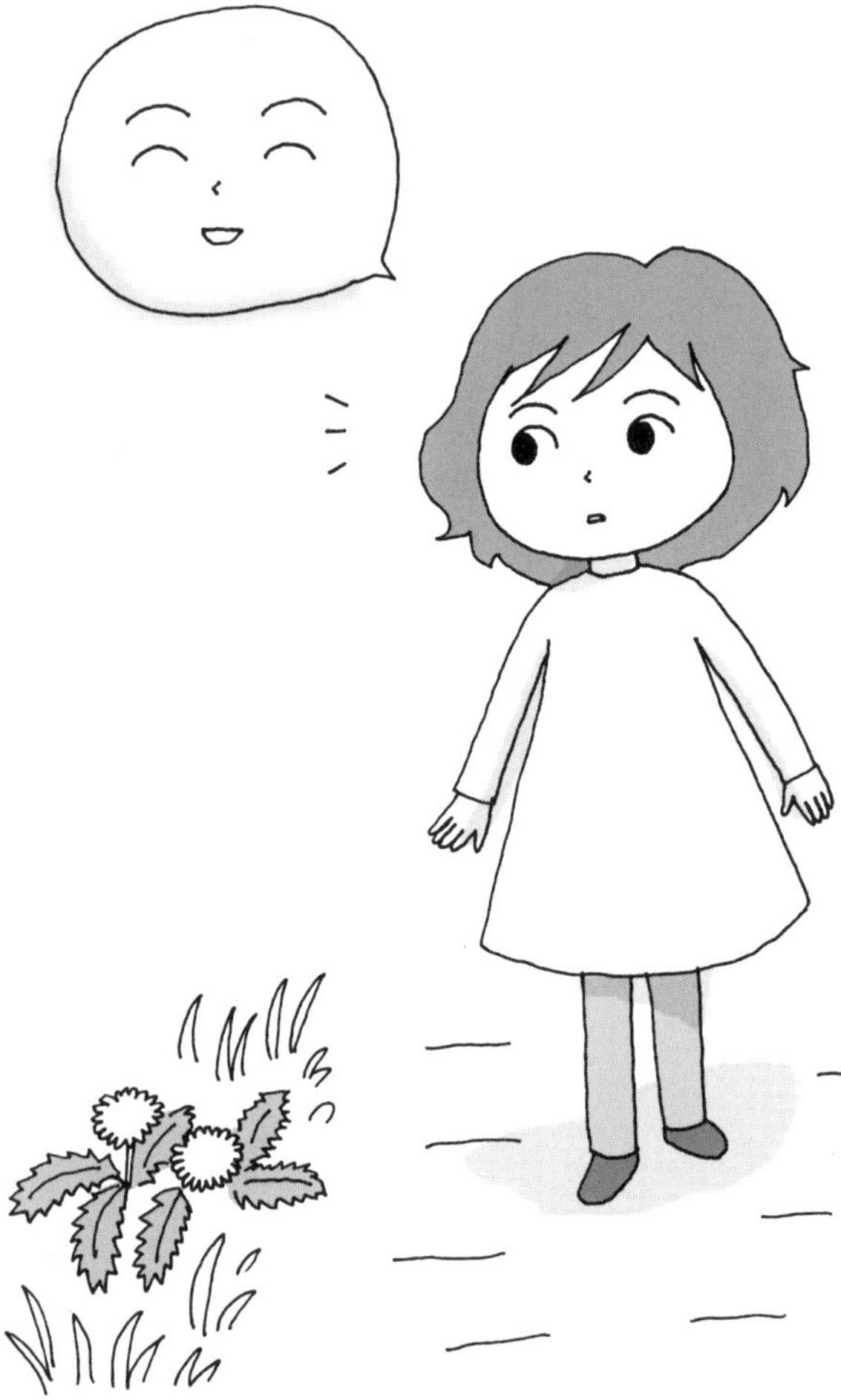

コラム2

自死のきっかけ

自死のきっかけには、いくつか典型的なものがあります。

プレッシャーによるパニック

毎日、生きるだけでいっぱいいっぱいと感じている人は、それ以上を求められてしまうと「もうダメ」「どうしよう」とパニックになることがあります。当然のことです。それが「死にたい」に結びつくのも、理解できます。なぜなら、不可能なこと（少なくとも、本人にはできないと思えること）を要求されているのですから。

ちょっと見ただけでは理解できない「死にたい気持ち」には、そんな性質のものもあります。「できないなら、そう言えばよかったのに」と思う人も多いでしょう。しかし、「死にたい」と思ってしまう人の多くは気持ちが優しいですし、自己肯定感が低いために「私にはそんなことはできません」とはっきり言えないタイプの人が多いのです。また、仕事の場でよく見られることですが、特に責任感の強い人は、人に頼ることができず、プレッシャーを何とか自分の力だけで乗り越えようとする傾向があります。

その結果、精神的に追い詰められてパニックになり、睡眠薬や鎮静薬、鎮痛薬などを大量服薬してしまう、ということがよく見られます。これは、パニックの中で、「とにかくこの状況から脱したい」という思いからの、やむにやまれぬ行為なのでしょう。どんな人でも、パニックのときに長期的な視野をもつことは不可能だからです。

大切な人との別れ

私の知り合いに、仕事上の大きなミスをきっかけに職を失ってしまった人がいました。その人は結果的に自死してしまいました。

この出来事を表面的に見れば、「大きなミスから職を失う。まあ、死にたくなってもしかたないかもしれない」ということになるでしょう。たしかに、失業が生きる気力を奪うことにつながったかもしれません。しかし、彼が自死した直接のきっかけは、失業して妻子が去ってしまったことでした。

人生の中で不本意な出来事は、あちこちに転がっています。でも、不運な出来事が続いて心が折れてしまった人でも、私が専門にしている「対人関係療法」で治療すれば、回復される方が多いです。対人関係療法とは、エビデンス・ベイストな（効果についての科学的根拠がある）精神療法で、「身近な人との関係」に注目して治療していきます。家族や恋人、友人など、その人にとってもっとも身近な存在との関係が良好でさえあれば、外の世界でつらい経験をしても立ち直りやすいという研究結果に基づく治療法です。

たとえ職場で不本意なことがあっても、それを家族や友人など身近な人と共有し、「あなたは悪くない」と言ってもらったり、愚痴を聞いてもらったり、慰めてもらったりすることは、ストレスに対してクッションのような機能を果たしてくれます。また、身近な人とうまくいっていない場合であっても、治療の中で、お互いが相手に期待することを整理したり、自分の気持ちが伝わりやすいコミュニケーションの方法を練習したりすることで、よりよいかかわり方ができるようになっていきます。

ここからわかるのは、人間の心の健康を本質的に支えているのは、身近な人との良好な関係であるということです。だからこそ、大切な人との別れは、「こんな自分は生きていても仕方がない」という結論につながりやすいのです。大切な人がそばにいてくれさえすれば、「やり直せるから大丈夫」「私はあなたの味方だから」というサポートが、とても大きな力になるのです。

孤立

一方で、親しい人が身近にまったくいない、孤立している人はどうしたらよいのでしょうか。一人でいるのが好きな人にとっては問題のない環境なのでしょうが、人とのかかわりがない生活をつらいと感じている人もいます。

実際に、自死との関係が深いものに「絶望」があるという研究結果があります。このまま一人で生きていく、ということに絶望を感じてしまったら、「死にたい」という思いに至ることもあるでしょう。あるいは、はたからは孤立しているように見えなくても、あるのは表面的な「つながり」だけだと、絶望感を強くもっている人もいます。

孤立に関しては、「孤独」と「孤独感」の違いについて、第5章でお話ししましたが、物理的に孤独だったとしても、孤独感をもたないですむよう、生きていけるといいと思います。

うつ病とアルコール

WHO（世界保健機関）によれば、世界のうつ病患者数は3億人を上回り、年間70万人以上とされる自殺者の約9割は、何らかの精神疾患を抱えているとされています。うつ病の症状の一つに「自殺念慮《ねんりょ》（自殺したいという気持ち）」があります。うつと「死にたい気持ち」は強い関係があるのです。

だからといって、うつ病になる人のすべてが自死に突き進んでいくわけではありません。「私なんて、生きている価値がない」くらいのことを思う人はたくさんいると思いますが、実際に自死という行動を起こす人は、実はその「勢いづけ」としてアルコールを利用している場合が多いのです。「死にたい、死んでしまいたい」と思っていることと、「さあ、死んでしまおう」と衝動的に一歩を踏み出すこととの間には大きな違いがあります。そしてその衝動性がアルコールによって生み出されることがとても多いのです。もちろん、人からひどいことを言われる、大切な人との別れがあった、孤立感や絶望感がつのる、といった事情も背景としては十分理解できるのですが、そのような場合も、アルコールが介在する場合が多いようです。

特殊な体質の人を除いて、うつのときのアルコールは、一種の安住の地のようなものです。アルコールには、一時的につらい現実から逃避させてくれる効果がありますから、うつのときに飲みたくなるのは当たり前といえば当たり前なのです。やめなさいと言われて簡単にやめられるものではないかもしれません。そうであれば、せめて、誰かと一緒に飲むようにしてください。そこで、言いたいことを全部吐き出すようにしてください。

過度な飲酒はたしかに問題ですが、その目的が「愚痴や本音を言い合う」という、人との「つながり」にあるのであれば、危険性はまだ低いと思います。一人酒の場合は目的が「嫌なことからとにかく逃げたい」ということなので、性質がかなりちがってきます。うつ病の方は飲まないに越したことはありませんが、どうしてもお酒を飲みたいときは、なるべく気をゆるせる親しい人と一緒に飲むようにしてください。

著名人の自死

著名人が自死した場合、少し前まではこれでもかというくらい派手に報道されていましたが、連鎖自殺が起こらないようにと、この頃マスコミも慎重になってきています。それでも、著名人が亡くなったことは誰でも知ることができます。ファンでなくても、「自死」という選択肢を、同じ時代に生きている、よく知られた人が選んだ、というのは大変な衝撃です。特に著名人の場合、成功している人が多いので、「どうして？」が頭の中で繰り返されてしまうでしょう。

日ごろから生きづらさを感じている人にとっては、自死が一つの解決方法に思えてしまうかもしれません。あんなに成功していた人でも自死を選ぶのだから自分だって、と死に引き寄せられるように自死に至るというケースもあるでしょう。

そういう気持ちになったとしても、無理もないと思います。また、他にも、「やっぱり、死ぬしかない」と思ってしまう瞬間は日常生活のいろいろなところにあると思います。

それらを否定するつもりはありません。ごく自然な感情だと思うからです。でも、その勢いに任せて死んでほしくはないのです。まずは日常生活に意識を向けてみましょう。日々の生活を送るうちに衝撃からだんだんと立ち直っていくと思います。

参考文献

①水島広子『怖れを手放す――アティテューディナル・ヒーリング入門ワークショップ』星和書店
②細川貂々・水島広子『やっぱり、それでいい。――人の話を聞くストレスが自分の癒しに変わる方法』創元社
③水島広子『「毒親」の正体――精神科医の診察室から』新潮新書
④水島広子『自分でできる対人関係療法』創元社
⑤水島広子『小さなことに左右されない「本当の自信」を手に入れる9つのステップ』大和出版
⑥水島広子『お母さんの心がラクになる！ 怒らない子育て』青春出版社

水島広子
（みずしま・ひろこ）

1968年東京生まれ。慶應義塾大学医学部卒、同大学院修了（医学博士）。現在、対人関係療法専門クリニック院長、慶應義塾大学医学部非常勤講師（精神神経科）、アティテューディナル・ヒーリング・ジャパン（AHJ）代表。摂食障がいをはじめとする思春期前後の問題や家族の病理が専門。2000年6月〜2005年8月、衆議院議員として児童虐待防止法の抜本改正などに取り組む。うつ病等への治療効果が実証されている「対人関係療法」の日本における第一人者。主な著書に、『怖れを手放す アティテューディナル・ヒーリング入門ワーク・ショップ』（星和書店）、『「毒親」の正体 精神科医の診察室から』（新潮社）、『女子の人間関係』（サンクチュアリ出版）、『10代のうちに知っておきたい折れない心の作り方』（紀伊國屋書店）など。

細川貂々
（ほそかわ・てんてん）

漫画家・イラストレーター。セツ・モードセミナー出身。主な著書に、『ツレがうつになりまして。』（幻冬舎文庫）、『それでも母が大好きです』（朝日新聞出版）、『それでいい。』シリーズ（水島広子との共著、創元社）、『生きベタさん』（釈徹宗との共著、講談社）などがある。

「消《き》えたい」「もう終《お》わりにしたい」あなたへ

二〇二三年　四月一二日　第一刷発行

著　者　水島広子

発行所　株式会社 紀伊國屋書店
東京都新宿区新宿三－一七－七
出版部（編集）
電話　〇三－六九一〇－〇五〇八
ホールセール部（営業）
電話　〇三－六九一〇－〇五一九
〒一五三－八五〇四
東京都目黒区下目黒三－七－一〇

装・挿画　細川貂々

印刷・製本　シナノパブリッシングプレス

©Hiroko Mizushima, 2023
ISBN 978-4-314-01194-5 C0011 Printed in Japan
定価は外装に表示してあります